TUJIE GUASHA
JIANTI QUBING GUASHA QUANSHU

图解刮痧

健体祛病刮痧全书

● 简单易学 ● 手到病除 ● 精准取穴 ● 对症施治

主　编　高志群

编　委　李淳朴　霍立荣　陈方莹　张慧丽　张文艳
　　　　李　洁　杨春明　薛翠玲　徐丽华　王　超
　　　　李　良　张来兴　杨佩薇　王　鹏　谢吉瑞
　　　　郭红霞　陈鹤鲲　宋　刚　李　洋　王金丽
　　　　霍秀兰　顾新颖　任晓红　宋　飞　张　丽

U0272774

图书在版编目（CIP）数据

图解刮痧：健体祛病刮痧全书 / 高志群主编.--合肥：安徽科学技术出版社，2018.10
ISBN 978-7-5337-7637-4

Ⅰ.①图… Ⅱ.①高… Ⅲ.①刮搓疗法-图解
Ⅳ.①R244.4-64

中国版本图书馆 CIP 数据核字（2018）第 154237 号

图解刮痧：健体祛病刮痧全书 　　　　　　　主编　高志群

出 版 人：丁凌云　　　责任编辑：黄　蕾　　　责任校对：张　枫
责任印制：廖小青　　　封面设计：朱　婧
出版发行：时代出版传媒股份有限公司　http://www.press-mart.com
　　　　　安徽科学技术出版社　　　　http://www.ahstp.net
　　　（合肥市政务文化新区翡翠路 1118 号出版传媒广场，邮编：230071）
　　　　　电话：（0551）63533323
印　　制：合肥华云印务有限责任公司　　电话：（0551）63418899
（如发现印装质量问题，影响阅读，请与印刷厂商联系调换）

开本：880×1230　1/32　　印张：6.5　插页 3　　字数：178 千
版次：2018 年 10 月第 1 版　　印次：2018 年 10 月第 1 次印刷

ISBN 978-7-5337-7637-4　　　　　　　　　　　定价：29.80 元

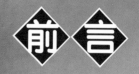

前言

　　现代生活节奏的加快使人们的健康受到了威胁，越来越多的人处于亚健康的状态。忙碌的工作使人们的身体变得更加虚弱，继而免疫力降低，随之而来的就是疾病的侵袭。面对各种身心疾病的困扰，人们有必要掌握一种自然的祛病强身的疗法，一种健康、有效、方便且实用的疗法，这就是刮痧。

　　刮痧疗法已经沿用了几千年，早在春秋《扁鹊传》就有记载。刮痧疗法一直世代相传、沿用不废。在中国传统医学中，人的机体经脉纵横、奇穴深藏。刮痧可透过皮肤表面，深入人体脏腑、经络进行治疗，以达到舒筋活络、解毒驱邪、清热除湿、排浊净身、美容健身的奇特功效。

　　本书详细讲解几十种常见病的刮痧治疗方法，如高血压病、糖尿病、胆石症、头痛、眩晕、感冒、小儿惊风、小儿遗尿、痛经和早泄等。此外，在美容健身方面，本书详细介绍了肥胖、色斑和皱纹等常见问题的刮痧疗法，帮助读者达到祛瘀生新、排毒润肤、延缓衰老、瘦身健体的功效。

　　学会了刮痧疗法，我们可以为疾病缠身的父母刮痧，做一个孝顺的儿女；为受隐疾困扰的丈夫（妻子）刮痧，做一个善解人意的爱人；为受病痛折磨的儿女刮痧，做一个充满爱意的父母。

本书内容丰富、讲解详细，融科学性和实用性于一体，是一本适合普通读者自学的工具书。家庭配备这样一本刮痧书籍，自学自用，可以有效减轻各类疾病疼痛、治愈各种小病微恙。此外，通过刮痧还可养生防病，让机体焕发生命力。

　　本书文字叙述简明、准确，配有真人演示图片，言简意赅的文字叙述，加上一目了然的表格和图片，使每一位读者一看就懂、一学就会。刮痧是一种简便、安全、经济的自然疗法，学会刮痧定会让您受益终身。

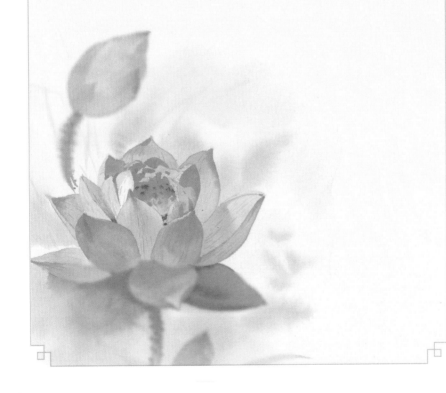

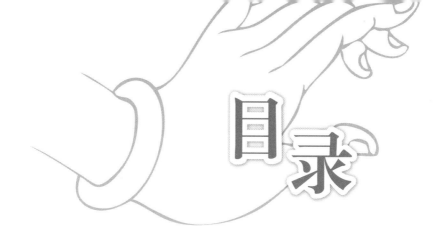

目录

第三章　人体各部位刮痧 30

第四章　常见病刮痧法 44

第五章　日常小病刮痧法

第六章　小儿疾病刮痧法 133

第七章　男女科病刮痧法 152

第八章　美容美体刮痧法 180

第一章 刮痧

——神奇而古老的砭石疗法

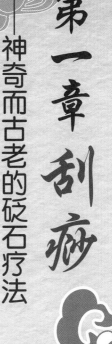

刮痧疗法是祛病防病的一种古老疗法，其内蕴精深，神奇的经络理论是其疗法的基础。疏通经络，就在那一『刮』之间。学习刮痧，首先必须掌握刮痧的一些基本知识，如器具、方法、适应证和禁忌证、异常反应等。

把病从皮肤"刮"出来

　　刮痧是一种流传千年的古老疗法，最早在春秋的《扁鹊传》就有记载。唐代，刮痧开始得到广泛的应用。明代时，出现了详尽的刮痧治病记录。中医文献记载有"阳痧腹痛，莫妙以瓷调羹蘸香油刮背，盖五脏之系，成在于脊，刮之则邪气随降，病自松解"。简单来说，刮痧就是使用专用的工具对皮肤进行反复的刮拭刺激，从而宣泄痧毒、防病治病。

　　中医认为，经络是人体气血运行的通路，一旦毒邪侵体，则会导致经络不通、人体气血运行不畅等。刮痧疗法，就是运用一定的手法刺激经络运行，从而起到祛除表邪、舒经理气、清热除湿、排毒养颜、醒神救厥、行气止痛、健脾和胃的神奇功效。

　　刮痧之所以能有如此神奇的疗效，是因为通过刮痧，能够排出人体内的代谢废物及各种潜在的毒素。刮痧作用于人体表层肌肤，能打开皮肤的毛孔，促使体内的代谢废物及时排出，从而维持人体的健康状态。

　　刮痧还能够增强人体免疫力。在人类的脾胃之间蕴含着一种"卫气"，它属于人体阳气的一部分。通过刮痧，卫气将由肺气推送出去，循行于皮肤之中，从而阻碍病邪侵袭，增强人体免疫功能。

　　刮痧对治疗疾病也有一定的疗效。人体的各种疼痛感均与气血不通有关，通过刮痧，宣泄机体邪气，改善体内气血瘀滞的情况，就能有效缓解疼痛感。如常见的心脏病、高血压、痛经、月经不调、遗尿、腹泻等，都能通过刮痧得到有效缓解。

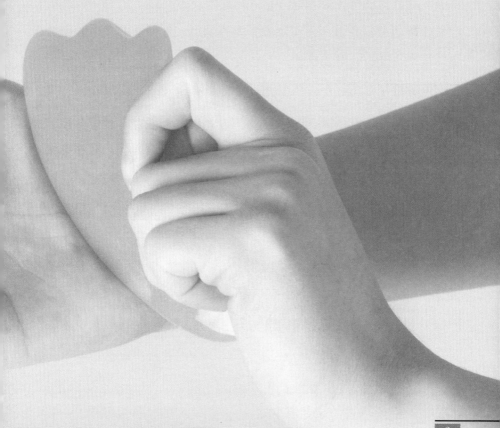

刮痧器具

刮痧工具多种多样，对于刮痧工具的选择不能忽视，因为它直接关系到治疗的效果。在众多的刮痧工具中，一些使用具有药用价值的材质制成的刮痧工具是最佳的选择，它对于提高治病效果能起到很好的作用。

刮痧工具总体分为两种，即刮痧板和润滑剂。在古代，人们用石器、竹板、铜钱、瓷碗等作为刮痧工具，这些刮痧工具粗糙简陋，疗效会受到一定限制；现代刮痧工具在选材和制作上有了创新和改进，使刮痧的疗效更为显著。

刮痧板是刮痧最主要的工具，它的类型多种多样，形状略有不同。古代人选择表面比较光滑的石块、银圆、蚌壳等作为刮痧板，因为这些材料易得。现今，人们制作出多种材质的刮痧器具，如牛角刮痧板、沉香木刮痧板、玉制刮痧板等。与古代刮痧工具相比，这些新型工具不仅质地优良，还增添了几分药性，用于治疗疾病效果更

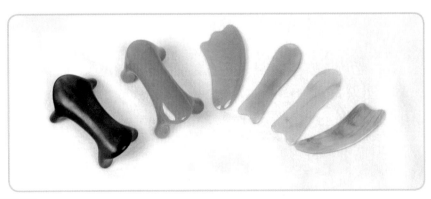

加显著。

水牛角刮痧板在众多刮痧板中药性最为显著。这种刮痧板边缘光滑、四角钝圆，能够针对人体多个部位进行刮痧，使用方便且舒适；此外，水牛角刮痧板中还含有天然的中药成分，对于人体发散行气、清热解毒以及活血化瘀都能起到一定作用。

润滑剂是一种刮痧介质，它能缓解刮痧过程中所遇到的阻力。为了防止皮肤受伤，需要在皮肤上涂抹专用的润滑剂。其中，水是最常用的润滑剂，治疗热证则用凉开水，反之，治疗寒证用温开水。食用油也是经常被使用的一种润滑剂，且适合老年人、婴幼儿及体弱多病者。也有人把蛋清作为润滑剂使用，它对于治疗失眠、燥热、嗳气等效果显著。此外，一些含有中药成分的润滑剂对于增强刮痧效果也很有帮助。

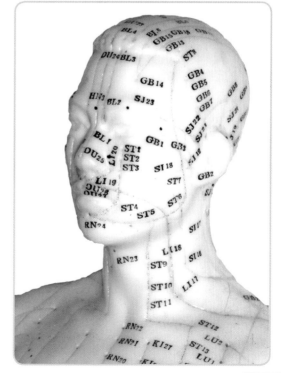

基本刮痧方法

在正式介绍刮痧方法之前，需要讲解一下刮痧板的正确使用方法。首先用一手握住刮痧板，然后将刮痧板的底部靠于手掌心位置，最后五指弯曲握住刮痧板两侧。正确握好刮痧板后，就可以进行刮痧了。刮痧方法主要有八种。

1. 面刮法

使用刮痧板的 1/2 长边或整个长边刮拭肌肤，刮拭方向成 30~60 度倾斜，其中以 45 度最佳，然后运用掌心的力度均匀地向同一方向刮拭。面刮法适用于身体的平坦部位，如躯干、四肢、头部等。

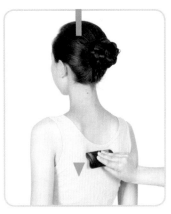

2. 角刮法

角刮法可以分为单角刮法和双角刮法两种。单角刮法是指用刮痧板的一个角部刮拭肌肤，刮拭方向成 45 度倾斜，强调在穴位处自上而下进行刮拭，适用于肩贞、膻中和风池等穴位。

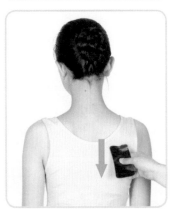

双角刮法是指用刮痧板凹槽部位对肢体脊椎部位进行刮拭，其中凹槽两侧双角一般放置在脊椎棘突和两侧横突之间，刮拭方向为向下倾斜45度，自上而下刮拭。

3. 平刮法

使用刮痧板的长边刮拭肌肤，刮拭方向成小于15度倾斜，然后运用掌心的力度均匀地向同一方向刮拭。平刮法适用于身体敏感部位，如面部和脏腑体表投影区等。

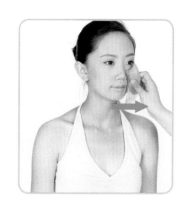

4. 点按法

点按法是指用刮痧板角部对穴位进行90度垂直按压，力度由轻渐重，片刻后迅速抬起。这种方法主要适用于人中、膝眼等穴位。

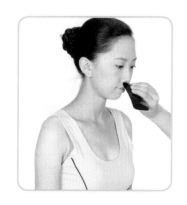

5. 拍打法

拍打法是指用刮痧板一端的平面均匀地拍打身体经穴。不过，拍打部位事先要涂好刮痧油。这种方法仅适用于肘窝和腘窝部位。

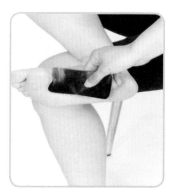

6. 厉刮法

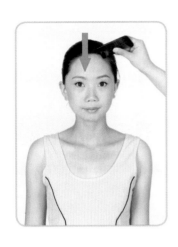

厉刮法是指将刮痧板角部 90 度垂直放置于穴位处，然后稍用力成前后或左右方向摩擦刮拭部位，不过，移动距离要短，以 2~3 厘米为宜。这种方法适用于头部全息穴区。

7. 按揉法

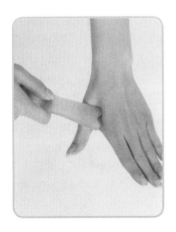

按揉法分为平面按揉法和垂直按揉法。平面按揉法是指用刮痧板角部柔和、缓慢地旋转揉按穴位，其中刮痧板与平面保持 20 度以下倾斜。这种方法适用于合谷、足三里、内关等疼痛敏感点。垂直按揉法是指用刮痧板的边缘垂直按压穴区，做柔和、缓慢的按揉，这种方法适用于骨缝部和第二掌骨桡侧全息穴区。

8. 疏理经气法

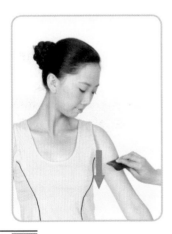

疏理经气法是指沿着经脉的循行部位，用刮痧板长边刮拭肌肤，方向为自上而下或自下而上。这种方法适用于保健刮痧之后，起到疏通经络、放松肌肉、消除疲劳的作用。

适应证和禁忌证

刮痧是指根据中医十二经脉及奇经八脉原理，用刮痧板刺激经络，而达到缓解病痛的效果。刮痧疗法简便易行，且有一定的疗效，尤其在治疗某些疾病方面卓有成效。对不同的病症，刮痧疗法也不是完全适用，那么刮痧有哪些适应证和禁忌证呢？

刮痧适应证主要包括以下几类。在内科病症方面，刮痧可以用来治疗外邪引起的感冒、头痛、咳嗽、腹泻、急慢性支气管炎、肺部感染、哮喘、心脑血管疾病、脑卒中后遗症、泌尿系统感染、急慢性胃炎、肠炎、糖尿病、胆囊炎、肝炎以及各种神经痛等。在外科病症方面，刮痧可以用来治疗急性扭伤、骨关节疾病、坐骨神经痛、肩周炎、慢性腰痛、风湿性关节炎、骨质增生、痔疮、皮肤瘙痒症、湿疹、脱发等。刮痧还对营养不良、食欲不振、遗尿、牙痛、鼻炎、视力减退、耳聋、痛经、月经不调、乳腺增生等病症有一定疗效。此外，刮痧在美容、减肥和身体保健等方面也能起到良好效果。

刮痧禁忌证主要包括以下几类：其一，因为刮痧的刮拭会引起皮下充血，所以刮痧不适用于患有严重心脑血管疾病、肝肾功能不全以及全身水肿者；其二，患有疖肿、疮痈、破溃、斑疹以及皮肤传染病的人不能刮痧，因为刮痧会造成伤口感染和病菌扩散。同时，急性扭伤、创伤或骨折等部位禁止刮痧，因为会加重伤口出血和恶化。其三，孕妇及月经期女性应避免刮痧。糖尿病晚期、严重贫血、白血病和血小板减少等存在出血隐患者不能实施刮痧。其四，在过度饥饱、疲劳或过多饮酒的情况下，要防止接受重力度、大面积刮痧，因为会加重疲劳，甚至引起虚脱症状。同时，身体瘦弱、皮肤无弹力以及背部脊骨凸起者，也不宜进行刮痧。其五，人体的一些部位是不能刮痧的，如眼睛、口唇、舌头、耳孔、鼻孔、乳头、肚脐等，这些部位都异常敏感，刮痧会引起黏膜部位充血，无法康复。其六，不可对精神病患者实施刮痧，因为患者在刺激下很容易发病。

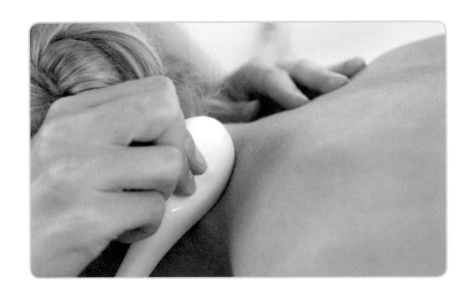

异常反应的预防和处理

在刮痧后，有些患者会出现一些身体反应，其中有些反应属于正常反应，会自动恢复。而针对一些异常反应，就要学会一些预防和处理的方法，以及时进行处理和解救。

刮痧后，局部皮肤产生微热感、皮肤颜色发生变化，属于刮痧的正常反应。而刮痧异常反应包括疲劳和昏厥等现象，这些不良反应的出现都与身体因素有关，所以，可以事先预防及病发后进行修复。

一些刮痧者在刮痧之后，往往在一天之内会出现短时间疲劳反应，伴随全身低热现象。出现这种症状的原因可能是自身体质虚弱，或者刮痧之前没有正常进食，处于饥饿状态；又或者是刮痧时间过长、力度过重引起的。所以，在刮痧前，可以针对这两种情况进行预防。出现疲劳症状后，不用过于担心，适度休息后能够得以恢复。

刮痧之后，如果皮肤出现肿胀、灼热等不适感觉，并且长时间没有消退，则可能是由于刮拭时间太长、力道太重及身体虚弱等造成的。此时可以通过对局部进行热敷得以缓解。

刮痧时，倘若患者出现头晕目眩、血压下降、面色苍白、冒冷汗、四肢发冷、恶心欲吐，甚至昏厥反应，应立即对患者进行紧急处理。首先让患者平卧，注意保暖，给患者饮用温开水或糖水；然后用刮痧板角部点按患者人中穴，同时对百会穴施以快速和重力的按压，之后患者就会好转。

造成晕厥现象的原因，可能是空腹、过度疲劳以及患者情绪过于紧张，或刮拭部位太多、时间过久和力度过重。建议刮痧前应避免空腹、熬夜或其他引起疲劳的活动，在刮痧时不要力道过重和时间过久。

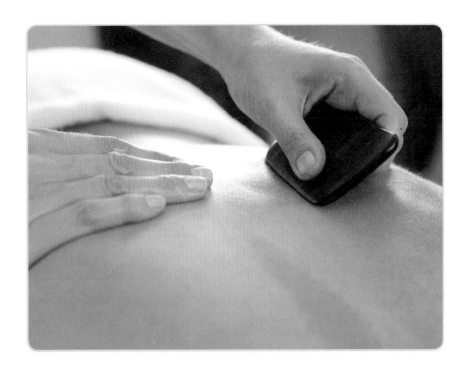

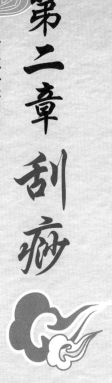

第二章 刮痧

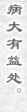

养生保健穴位

人体穴位奇妙精深，不仅在经脉中分布着十四经穴，还在机体内藏着几十个经外奇穴。这些穴位与经脉紧密联系，反映着人体脏腑的各种病症。掌握重要经穴对于治病防病大有益处。

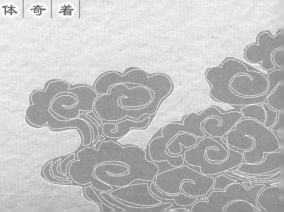

百会穴
——百脉之宗，醒脑开窍

百会穴位于人体头部，当前发际正中直上 5 寸处。百会穴是人体督脉经络上的一个主要穴道，也是督脉与足太阳经的交会穴，手足三阳经及督脉的阳气在此交会，其中尤以膀胱经及督脉传入的阳气为多，由此百会穴成为人体阳气会聚之处。

百会穴名称的由来，与人体各经络上传的阳气都交会于此穴有关。百，寓意数量多；会，寓意交会，故名百会。百会穴位于人体的最高处，是人体的百脉之宗，人体 12 条经络中的 6 条都汇集于此。它聚集着三阳五会之气，三阳是指手足三阳经，包括手太阳小肠经、手少阳三焦经、手阳明大肠经；五会则指五脏六腑的气血，包括足太阳膀胱经、足少阳胆经、足阳明胃经的气血。

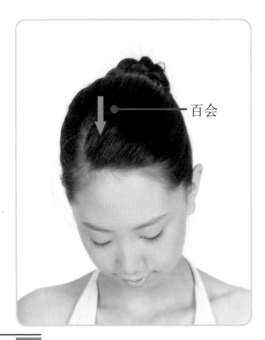

百会

在百会穴的周围分布着枕大神经分支，左右颞浅动、静脉和左右枕动、静脉的吻合网,是治疗多种疾病的重要穴位,如头痛、昏厥、头重脚轻、耳鸣、鼻塞、目眩失眠、癫狂、久泄、高血压、低血压、阴挺、脱肛、痔疮、中风失语等。其中百会穴最主要的作用是醒脑开窍、清利头目、镇静安神,如治疗健忘失眠、精神不振、焦躁、头昏脑涨等症。

针对百会穴进行刮痧,首先用一只手扶于患者前额,然后用另一只手握住刮痧板,对患者头顶正中的百会穴进行刮拭,由上至下连续刮拭,先用较轻的力度刮拭 10 次,再用稍重的力度刮拭 10 次,最后慢慢减力刮拭 10 次。还可以对百会穴双侧进行刮拭,从左至右依次刮拭,刮拭力度和次数同上。此外,刮痧百会穴能起到醒脑安神的作用,对百会穴进行按摩也能起到同样的效果。

合谷穴
——宣发阳气,止血止痛

合谷穴位于人体手背,在大拇指和食指的虎口处。合谷穴是手阳明大肠经的原穴,即大肠经起于食指端,终于面部迎香穴,全部的大肠经气血几乎都汇聚于合谷穴,从而形成强盛的水湿风气场。

合谷穴的名称与其独特的穴位和水湿气的汇聚有关。合,汇聚之意;谷,两山之间的空隙之意。合谷穴因位于大肠经经气的原发位置,由此对治疗手阳明大肠经上的多种疾病都有一定的功效,如各种全身性的实证、热证、痛证。

合谷穴能够用来治疗面神经麻痹、三叉神经痛、耳聋、咽喉肿痛、牙龈炎、龋齿牙痛、面肌痉挛、头痛、腹痛、痛经等症。合谷穴具有镇痛止痛、调理肠胃的功能。在治疗痛经时，可以配合三阴交，效果更佳。预防和治疗感冒、发热等症也可以经常刮拭合谷穴，能够提高自身机体免疫力，起到清热、宣发阳气、扶助正气的作用。在治疗感冒时，如果同时配合使用曲池穴效果会更好。另外，合谷穴对治疗手指麻木、上肢关节屈伸不利等卓有疗效。通常颈椎病、脑卒中后遗症、类风湿关节炎等疾病，都会引起肢体无力、手指麻木及屈伸不利的症状，此时沿着手阳明大肠经，针对合谷和手三里等穴位进行刮拭，可以有效缓解症状。

对合谷穴进行刮痧，首先在合谷穴至二间穴之间涂抹刮痧油，然后以面刮法从合谷穴向二间穴刮拭，力道稍重，每次5~10下，以皮肤发红、皮下紫色痧痕形成为止，每日1~2次。此外，按揉并刺激合谷穴也能起到缓解不适、消除疲劳、去除酸痛等效果。

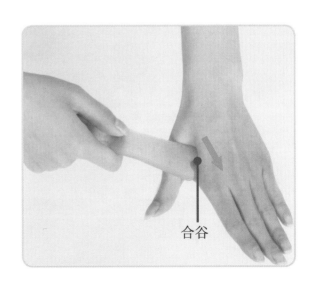

合谷

膻中穴
——理气活血，除烦安神

膻中穴位于人体胸部，在两乳头连线的中点处。膻中穴是任脉上一个重要的穴位，是任脉与足太阴、足少阴、手太阳、手少阳经的交会穴，因此成为心包络经气聚集之处，以及宗气聚会之处。正如《黄帝内经》所记载："气会膻中。"由此不难看出，膻中在调节人体全身的气机方面意义重大。

膻中穴中的"膻"字原意羊臊气或羊腹部膏脂，寓意此穴中积聚着气血中的暖燥之气；"中"字则指穴内。此穴最早记载于《灵枢·根结》："厥阴根于大敦，结于玉英，络于膻中。"

经常刮拭膻中穴，能起到增强免疫力、益气扶正、理气活血通络、激活胸腺、止咳平喘等作用，对于治疗神经系统、呼吸系统、循环系统、消化系统病症，如胸闷、呼吸困难、咳嗽、吐逆、心悸、气喘、气短、过胖、过瘦、胸腹部疼痛、唾脓血、肺痈、

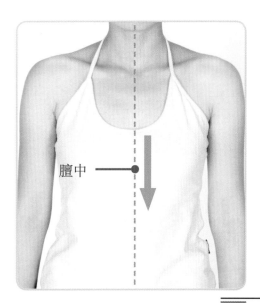

膻中

胸痹、缺乳症等有明显功效。

当心脏感到不适时，对膻中穴进行刮拭，可有效缓解呼吸困难、心跳加快、头晕目眩等症状。当内心感到烦躁时，也可以通过刮拭此穴达到除烦安神、顺畅气机的作用。同时，女性经常揉按此穴，能够起到防治乳腺炎、丰胸美容的效果；如果是产妇，则能起到催乳作用。

刮拭膻中穴，可以用单角刮法从上向下对穴位进行刮拭，力度由轻渐重，再逐渐变轻。每次刮拭 5~10 下，每日 2 次。可以穿衣进行刮拭，也可以脱衣进行刮拭。如果选择隔衣刮拭，可以不必涂抹刮痧油。此外，经常按摩膻中穴也能起到良好的保健功效。

曲池穴
——燥化湿热，止痛降压

曲池穴又名鬼臣穴、洪池穴、体曲池，位于人体肘部，在肱骨外上髁内缘凹陷处。曲池穴属于手阳明大肠经的合穴，据《灵枢·九针十二原》记载："所入为合。"即指四肢末端的脉气都聚集于此穴。《难经·六十八难》也记载："合主逆气而泄。"也就是说，曲池穴等合穴主要适用于六腑病证。

曲池穴中的"曲"有隐秘之意，而"池"则寓意水的汇合之地，此穴聚集的气血就是地部之上的湿浊之气。曲池穴对多种疾病有治疗作用。首先，可以起到疏风解表、清热止痛的作用，再配合合谷穴，可以有效治疗感冒发热、咽喉疼痛、扁桃体炎等病症。其次，可以起到散风清热、调和营卫的作用，再配合血海、委中等穴，可以有效治疗丹毒、荨麻疹等。第三，可以起到温阳散寒、活血止痛、扶正解毒的作用，再配合血海、足三里、三阴交和合谷等穴，可以有效治疗血栓闭塞性脉管炎、精神失常等病症。

此外，曲池穴还能有效调节人体循环系统的功能、增强心肌收缩力、减缓心率、调节血管舒缩功能，所以对治疗冠心病、心房颤动、低血压等疾病有一定的疗效。

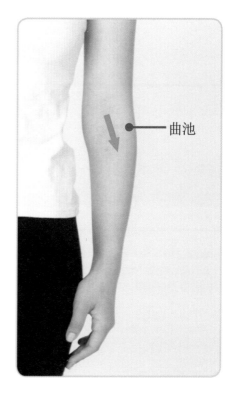

曲池

对曲池穴进行刮痧能够转化脾土之热，燥化大肠经的湿热之气，从而有效治疗皮肤粗糙、眼疾、上肢疼痛、牙疼等病症。对曲池穴进行刮痧，首先应在手肘部涂上刮痧油，然后采用面刮法从上向下刮拭曲池穴，力道稍重，刮拭 10~20 下，每日 2 次。需注意，孕妇应避免刮此穴，因为有可能会造成流产。

劳宫穴
——调血润燥，清泻心火

劳宫穴又名五里、掌中、鬼路，位于人体手掌心，在握拳屈指时中指指尖处。本穴是手厥阴心包经的一个重要穴位，属于心包经荥（火）穴。据《灵枢·九针十二原》记载："所溜为荥。"它属于经气流行的部位，脉气至此渐大，最终形成小流。《难经·六十八难》中记载："荥主身热。"也就是说荥穴主要适用于发热病证，如劳宫穴就能起到清热、泻肝火的作用。

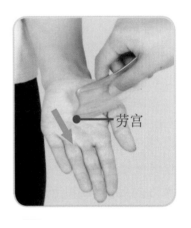

→劳宫

劳宫穴的"劳"字有劳作之意，"宫"代表宫殿，该穴名意指心包经的高热之气在此带动脾土中的水湿气化为气。劳宫穴可以强心健脑；可以清心火，安心神；可以调血润燥，安神健胃；可以通经祛湿，熄风凉血；可以清心热，泻肝火。劳宫穴主要治疗发热、出汗、晕厥、心悸、中暑、呕吐、心痛、癫狂、痫症、黄疸、口疮、口臭、中风、鹅掌风、血便等症，其中对于治疗风火牙痛效果尤为显著。

对劳宫穴进行刮痧，首先应在手掌心处抹上刮痧油，然后采用单角刮法或面刮法对穴位进行刮拭，力度稍重，以产生紫色或红色痧斑为宜。每次 5~10 下，每日 2 次，双手交替进行。需注意，年老体弱者及孕妇不宜进行刮痧。此外，对劳宫穴进行按摩，也能起到相应的疗效，如配合少府穴进行按摩，对于缓解出汗症状很有效果。

阳陵泉穴
——降浊除湿，养筋利胆

阳陵泉穴又名筋会、阳陵，位于小腿外侧，在膝下 1 寸、腓骨小头前下方凹陷处。此穴是足少阳胆经上的一个重要穴位，是八会穴（腧穴）之一。据《难经·四十五难》记载："经言八会者，何也？然，府会太仓（中脘）、藏会季胁（章门）、筋会阳陵泉、髓会绝骨（悬钟）、血会膈俞、骨会大杼、脉会太渊、气会三焦外一筋直两乳内也（膻中）。热病在内者，取其会之气穴也。"简单来说，由于人体经脉的循行方向曲折交错，所以时常出现经脉相互交叉的穴位，这种穴位统称为会穴。在人体中共有一百多个会穴，其中尤以八会穴著称，这八个穴位是脏、腑、气、血、筋、脉、骨、髓的精气分别会聚的地方，其中阳陵泉穴就对应着人体的筋，是筋之会穴。

阳陵泉穴的"阳"寓意阳气，"陵"指代土堆，"泉"有着源源不断之意。也就是说，胆经的地部经水渗入脾土中，而后在此穴中得以气化，物质为阳热之气，如同脾土尘埃的堆积之所和脾气的生发之地，故此得名。阳陵泉穴主治热病、肝胆疾病和筋的病证，同时亦可兼治数经的疾病。

阳陵泉穴主治的疾病包括腰痛、膝盖疼痛、下肢痿痹、脚麻痹、消化不良、膝肿痛、抽筋、胁肋痛、腰腿疲劳、胃溃疡、坐骨神经痛、胆囊炎、高血压、遗尿、半身不遂、脚气、口苦、呕吐、黄疸、小儿惊风和破伤风等。

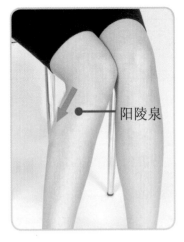

阳陵泉

刮痧阳陵泉穴，可以起到内化湿邪、清利湿热、强壮筋骨、健脾理气、益肾调经、舒经活络的作用。刮痧的具体方法为：保持坐姿，腿自然屈起，先在穴位附近涂上刮痧油，然后采用面刮法对阳陵泉穴进行刮拭，从膝盖一直向下经过穴位后停止，刮拭10下，每日1次。

足三里穴
——通经活络，强壮身心

足三里又名三里、下陵、胃管、鬼邪、下三里，位于小腿前外侧，在犊鼻下３寸处。此穴是足阳明胃经的一个主要穴位，也是一个合穴。据医学圣典《灵枢》记载："阳气有余，阴气不足，则热中善饥；阳气不足，阴气有余，则寒中肠鸣、腹痛。阴阳俱有余，若俱不足，则有寒有热，皆调于三里。"也就是说，足三里可以起到培补元气、调理脾胃、补中益气、增强抗病能力、延年益寿、疏风化湿、扶正祛邪的作用。

　　足三里的"足"指此穴位于足部，"三里"指代穴内物质作用的范围。胃经从头一直循行至脚，胃经气血物质在足三里穴广泛气化扩散，如同三里方圆之地，故此得名。足三里主治胃痛、腹胀、肠鸣、胃下垂、消化不良、泄泻、便秘、痢疾、疳积、休克、失眠、脑卒中、脚气、水肿、心悸、气短、下肢痿痹、虚劳羸瘦、急慢性胃肠炎、肝炎、肾炎、十二指肠溃疡、阑尾炎、肠梗阻、高血压、冠心病、心绞痛、风湿热、支气管炎、支气管哮喘、膀胱炎、阳痿、遗精、盆腔炎、功能性子宫出血等。

　　刮拭足三里穴，可以有效疏通下肢的经脉气血，对缓解腿部酸痛等症卓有疗效。首先在足三里腿部区域涂抹适量刮痧油，然后采用面刮法从上至下，沿着足三里方向从膝盖一直刮至小腿，力道稍重，刮拭 5 下，每日 1 次。此外，还可以采用平面按揉法在穴位柔和、缓慢地旋转揉按 15 分钟。

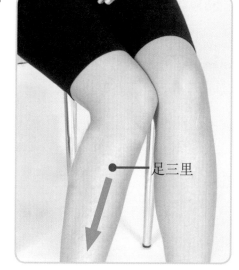

足三里

三阴交穴
——补益肝肾，美容养颜

三阴交又名承命、太阴，位于内踝尖直上3寸，在胫骨内侧缘后方。三阴交是足太阴脾经的主要穴位，属于十总穴。十总穴是从古时的四要穴发展而来，四要穴即足三里、委中、列缺、合谷，随后又增添内关、支沟、阳陵泉、公孙、三阴交、阿是，统称为十总穴。十总穴是人体的要穴，在多种疾病的治疗和预防中起着十分重要的作用。据《甲乙经》记载："足下热胫痛，不能久立，湿痹不能行，三阴交主之。"简言之，三阴交起着健脾胃、益肝肾、增强性功能、调经带、促消化等重要作用。

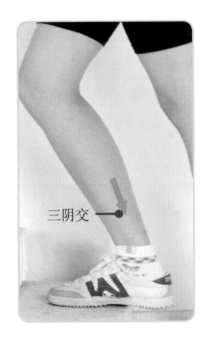

三阴交

三阴交的"三阴"是指从属于十二经脉中的足三阴经，即足太阴脾经、足少阴肾经、足厥阴肝经，"交"是交会之意。也就是说，三阴交是足三阴经的交会穴，此穴聚集着三条阴经中的气血物质，既有脾经的湿热之气和肝经的水湿风气，更有肾经的寒冷之气，所以，在治疗肝、脾、肾三脏的疾病方面有着独特的功效。

三阴交在治疗消化系统疾病方面，主治急慢性肠炎、肝炎、胆囊炎、腹胀肠鸣、肝脾肿大、腹水、脾胃虚弱等症；在治疗泌尿生殖系统疾病方面，主治肾炎、小便不利、尿失禁、尿潴留等症；在治疗精神神经系统疾病方面，主治癫痫、心悸、神经衰弱等症；在治疗循环系统疾病方面，主治高血压、血栓闭塞性脉管炎等症。三阴交穴对治疗妇产科疾病卓有疗效，被称为"妇科三阴交"，主治月经失调、功能性子宫出血、痛经、带下、闭经、子宫脱垂、更年期综合征、阴道炎、盆腔炎、手脚冰冷、前阴瘙痒、不孕、胎位异常、难产等症。

刮拭三阴交穴，先在穴位周围涂抹刮痧油，然后用右手握住刮痧板，采用面刮法进行刮拭，切忌全身使力，要利用腕力、臂力进行刮拭，力道均匀、适中，由轻渐重，以能承受为度。刮拭 5~10 下，直至皮下出现紫红或紫黑色痧斑，每日 1 次。需注意孕妇禁刮。

涌泉穴
——补肾散热，益寿延年

涌泉穴又名地冲穴，位于人体足底，在第二和第三脚趾缝纹头端与足跟连线前1/3的凹陷处。此穴是肾经的首穴，从属于俞穴中的井穴。井穴是指位于手指或足趾的末端的穴位，全身十二经脉各有一个井穴，统称"十二井穴"。 涌泉穴是与肾相对应的一个井穴，据《黄帝内经》记载："肾出于涌泉，涌泉者足心也。" 也就是说：肾经之气来源于足下，随之发散至四肢，所以，涌泉穴起着畅通全身气血、补肾散热、滋阴降火、防病治病、保健健身的重要作用。

涌泉穴的"涌"有着外涌而出之意，"泉"寓意泉水。该穴是肾经经水最旺盛之处，肾经经脉中的高温水液由此处涌出体表，犹如源源不断的泉水，故得名。涌泉穴在人体养生、治疗疾病等各个方面有着重要作用，主治神经衰弱、妇科病、失眠、头昏眼花、更年期障碍、高血压、糖尿病、过敏性鼻炎、肾病、目涩咽干、失音、小儿惊风、癫痫、脑卒中、神经性头痛、三叉神经痛、精神分裂症、奔豚气、膀胱炎等。

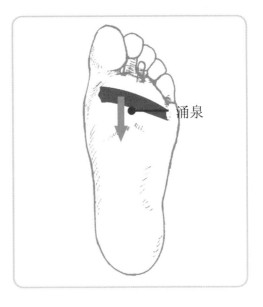
涌泉

刮拭涌泉穴，可以起到保养五脏和促进全身血液循环的良好作用。先在足底涂抹刮痧油，然后采用面刮法对穴位进行刮拭，先左脚，后右脚。刮拭力度稍重，刮拭10~20分钟，直至形成微紫色痧斑为止。此外，推搓涌泉穴也是我国流传已久的一种养生保健的按摩疗法，针对老年性的哮喘、腰腿酸软、便秘等病症有明显疗效。

关元穴
——培元固本，抗衰防病

关元穴又名丹田，位于下腹部，在前正中线上、脐下3寸处。此穴是任脉上的一个重要穴位，是脏腑之气汇聚于胸腹部的一个腧穴，被称为"募穴"或"腹募穴"。在人的五脏六腑中各有一募穴，总共12个。据《素问·奇病论》记载："胆虚气上溢而口为之苦，治之以胆募俞。"简言之，募穴主要对治疗脏腑病证尤为有效。

关元穴的"关"有关卡之意，"元"寓意元首，也就是说，此穴是任脉气血中的滞重水湿在此停滞，而无法上行的元气。同时，此穴也是足三阴经、任脉的汇聚之所，固守着人体的一身元气。《难经·六十六难》曰："丹田者，人之根本也，精神之所藏，五气之根元，太子之府也。"所以，关元起着补肾固精、清利湿热、延缓衰老、理气活血、补气回阳、通调冲任等作用。

关元穴主治疾病：腹痛、霍乱吐泻、疝气、闭经、阳痿、早泄、白浊、手脚冰冷、虚劳冷惫、羸瘦无力、眩晕、下消、盆腔炎、肠炎、肠粘连、荨麻疹、神经衰弱、小儿单纯性消化不良。此

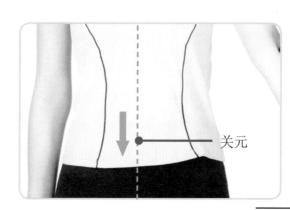

关元

外，配合气海穴、肾俞穴和神阙穴，可以有效治疗中风脱证；配足三里穴、脾俞穴等，可以有效治疗虚劳、腹痛等症；配合三阴交穴、血海穴等可以治疗月经不调、黄白带下、痛经；配合中极穴、肾俞穴和三阴交穴等，可以治疗各种生殖器疾病，如男子不育症、阳痿、遗精、遗尿、尿道炎、尿血、早泄、尿频等。

采用面刮法对关元穴进行刮拭，先在腹部涂上刮痧油，然后沿着肚脐向穴位自上而下刮拭，稍加用力，刮拭5~10下，直至形成明显的"血痕"。刮拭完毕后，手蘸淡盐水在所刮部位轻拍几下。注意：对关元穴刮痧不能过于频繁，两三天一次为宜。

章门穴
——理气散结，疏肝健脾

章门穴又名长平、胁髎、季胁、脾募穴、肘髎穴，位于人体的侧腹部，在第11肋骨端的下方。章门穴是足少阳胆经上的一个重要穴位，为脾之募穴。在中医学理论中，五脏皆禀于脾，而章门为脏之会穴，即五脏气血的会合之所，所以，章门是脾之募穴，起着疏肝健脾、强健五脏、理气散结、降浊固土、清利湿热的作用。

章门穴的"章"有大木材之意，"门"寓意出入的门户，此穴名意指肝经的风气在此停息，如同进入门户一般。此穴汇集了五脏的五种气血物质，包括属肾的水、属脾的土等脏腑精微，以及胆经冷降而至的水湿之气，由此形成了本穴主要的气血物质为天部的和缓之气。本穴针对各种五脏疾病及其他一些病症，有着明显的治疗效果。

　　章门穴主治病症包括痞块、消化不良、腹痛、肠炎、肝炎黄疸、肝脾肿大、小儿疳积、高血压、胸胁痛、腹膜炎、烦热气短、胸闷肢倦、腰脊酸痛等。此穴再配合足三里穴，可以有效治疗荨麻疹、组胺过敏症等症；配合天枢、脾俞、足三里等穴，可以有效治疗肝脾不和、痞块、胁痛和泄泻等症；配合肾俞、肝俞、三阴交等穴，可以有效治疗肝硬化腹水、肾炎等症。

　　刮拭章门穴，先要在该穴位上涂一些刮痧油，因为此穴位置特殊，位于柔软的侧腹部，所以刮拭时要将腹部稍微隆起，从里向外进行刮拭。力度轻柔，刮拭10~15下，感觉酸胀、形成血痕即可，两日一

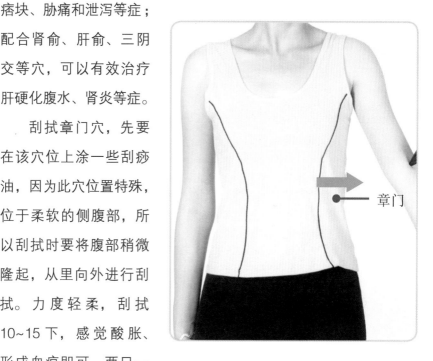

章门

次。此外，倘若能每天坚持揉按章门穴 100~200 下，还能起到改善肠胃气血的良好作用。

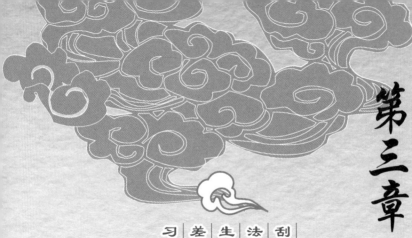

第三章 人体各部位 刮痧

刮痧方法简单易学，对身体各部位的刮痧方法不尽相同。因为身体各部位掌管着不同的生理功能，所以刮痧所起到的治疗效果也有差异。掌握人体各部位刮痧的基础知识是学习刮痧疗法的首要前提。

头面部刮痧

　　头是人体的神经中枢，中医认为"头为诸阳之会"，所以，头部刮痧能够有效地促进头部的血液循环，缓解大脑疲劳，使人焕发精神活力。面部分布着众多的循行经络，可以从侧面反映一个人的脏腑健康状况，如人的唇上对应女性子宫、唇下对应肾脏。面部皮肤光泽红润，说明身体营养充足，健康无大病；面色如果惨白或枯黄、色斑明显或干燥无光泽，则说明身体状况不佳,缺少营养或突发病变。所以，面部刮痧不仅可以保养内脏，也可以美容养颜。

　　头部刮痧需注意几点：其一，刮痧板最好选用水牛角刮痧板，这种刮痧板刮拭效果更佳；其二，头部刮痧可以不用涂抹刮痧油，但头发稀少和秃头者例外，同时，感觉头皮过度发热时需停止刮拭；其三，患有动脉硬化或糖尿病者不宜进行头部刮痧。另外，刮拭时间以早晨和大脑处于疲劳时为最佳，切忌晚上刮拭头部，否则会影响睡眠质量。具体来看，头部刮痧可以从以下几个步骤着手。

　　首先，刮拭前额。采用面刮法，从头顶百会穴向额头方向刮拭，依次经过通天、前顶和太阳等穴。其次，刮拭头顶。以百会穴为中心点，采用面刮法分别朝着四周进行刮拭。第三，刮拭两侧。绕着耳朵上方发际，采用厉刮法从前向后进行刮拭，经过的穴位包括风池穴、悬颅穴和天冲穴等。最后，刮拭脑后。采用面刮法，从百会

穴一直刮拭到脖颈后发际
线，经过穴位有风府穴和
天柱穴等。

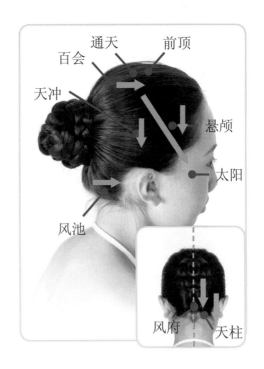

面部刮痧需注意几点：其一，禁止对孕妇的人中穴和承浆穴进行刮拭，同时，贫血患者也应避免面部刮痧。其二，面部刮痧所涂抹的"刮痧油"不可以乱用，通常使用美容刮痧乳，切忌使用液态的润滑剂等容易流入眼睛的物质。其三，刮痧前应用温水清洗面部，结束后再用温水洗净面部，且半小时内不能外出活动。其四，刮拭时力度要轻柔适中，速度要均匀缓慢，刮拭时间不宜过长，感到皮肤有热感即可。同时，面部有痤疮的部位要避免刮拭。具体来看，面部刮痧可以从以下几个步骤着手。

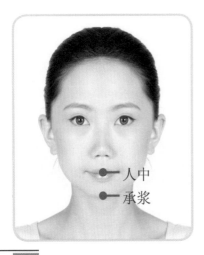

首先，刮拭额头及眼睛四周。采用面刮法从额头正中向两侧进行刮拭，直至太阳穴。然后采用厉刮法刮拭上眼眶和下眼眶，从睛明穴开始，一直刮至外眼角。

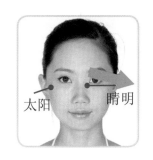

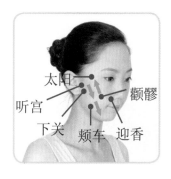

其次，刮拭面颊，采用平面按揉法刮拭迎香穴，再采用面刮法沿颧骨经颧髎穴向上刮至眼角太阳穴；然后沿颧骨向下刮拭听宫穴、下关穴和颊车穴。

第三，刮拭嘴唇部位。使用刮痧板角部采用点按法刮拭唇上人中穴，再用面刮法向两侧进行刮拭，直至嘴角部位；然后采用平面按揉法刮拭下颌正中的承浆穴，随后用面刮法向两侧进行刮拭，直至大迎穴结束。

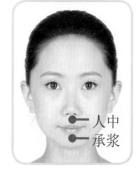

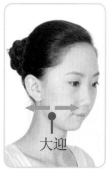

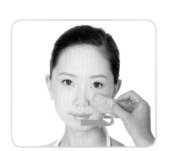

最后，刮拭鼻部。采用面刮法沿着鼻梁从上至下进行刮拭，然后用刮痧板凹槽两角刮拭鼻翼。

肩颈部刮痧

肩颈部是人体的重要承接部位，它向上支撑着人体的头部，向下连接着人的四肢躯干。颈部分布着 8 条循行经脉，重要的一条督脉直接连通脑部。颈部一旦受损，就会影响整个身体的气血运行，从而引发各种颈椎、肩部、咽喉、气管、眼睛和躯干脏腑等病症。所以，肩颈部刮痧能起到很好的预防和治疗疾病的作用，它有利于肩颈部的经脉疏通、气血运行，对一些气管疾病和颈部疾病能起到很好的治疗效果。

具体来看，对肩颈部进行保健刮痧可以预防和改善一些疾病，如头痛、眩晕、高血压、脑供血不足、脊椎病、落枕、肩周炎等；可以保健咽喉、食管和气管等颈部器官；可以改善肩颈劳损，延缓颈椎衰老。

进行肩颈部刮痧需注意几点：其一，患有颈椎疾病的患者，尤其是脊髓型颈椎病患者，应避免刮痧。其二，刮拭颈部，力度要轻柔缓慢，尤其是刮拭颈前动脉部位时。同时，想要达到良好的保健效果，宜选择感觉疼痛的区域多次进行刮拭。其三，对颈部进行按压刮痧时，力道不要过大，以防对脊柱造成伤害。而进行肩部刮痧时，力道可以稍重一些，均匀缓慢地进行刮拭。

肩颈部刮痧可以从以下几个步骤着手。

首先，刮拭前颈部。采用面刮法，从上至下刮拭前颈部，其中采用单角刮法刮拭颈部侧边的人迎穴。

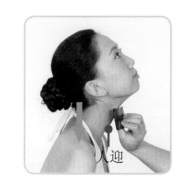

人迎

其次，刮拭肩颈部。采用面刮法从大椎穴向两侧刮拭，刮至两侧肩井穴，之后再沿着肩井穴向肩部进行刮拭，经过巨骨穴刮至肩髎穴。

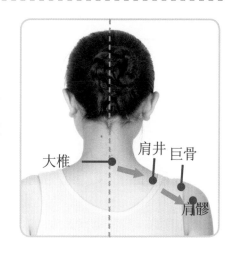

大椎　　肩井　巨骨　肩髎

第三，刮拭后颈部。采用面刮法从发际哑门穴刮至大椎穴，再采用双角刮法沿天柱穴刮至大杼穴。

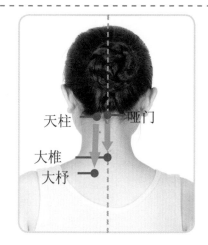

天柱　哑门　大椎　大杼

背部刮痧

人体背部分布着支撑人体的脊椎骨，在脊椎骨内部，有调控身体各部位的脊髓神经，这些神经系统控制着大脑和肢体的运行，所以，对背部进行刮痧，可以预防和治疗感冒、咳嗽及发热等病症。同时，在背部分布着多条循行经脉，包括重要的督脉和膀胱经，这些经脉上的穴位连通着人的五脏六腑，所以，对这些穴位进行刮拭，可以疏通经络、调节内脏功能，用来治疗各种腰肌劳损、风寒湿邪引起的腰背疼痛以及各种内脏病症。

进行背部刮痧需注意几点：其一，有些患者不宜进行背部刮痧，如孕妇和经期女性。其二，刮拭腰骶部，时间不宜过长，同时手法应轻柔，不宜用力过大，以防损伤骨膜；倘若刮拭过程中痧斑明显或压痛明显，则说明相对应的脏腑器官出现病症，需就医。其三，刮拭背部时，应事先涂抹刮痧油。同时，对体质瘦弱者进行背部刮拭时宜选择分段刮拭。

背部刮痧分以下几个步骤。

首先，采用面刮法，沿着后正中线的督脉从上至下进行刮拭，其中每刮拭5寸时停顿

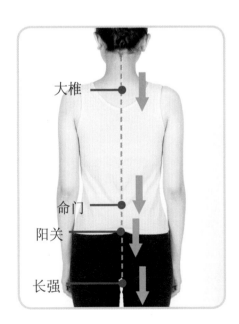

一次；重点刮拭大椎、命门、阳关、长强等穴位。

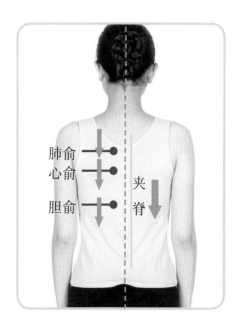

其次，采用双角刮法对督脉两侧的夹脊穴进行刮拭，然后采用面刮法对两侧膀胱经进行刮拭，重点刮拭肺俞、心俞、胆俞等穴位。

第三，采用平刮法沿肋骨从内向外进行刮拭。

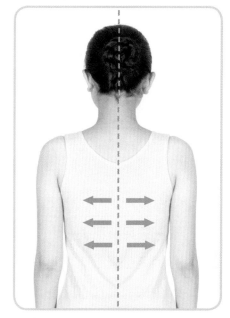

胸腹部刮痧

胸腹部分布着人体的众多生殖器官和循行经脉，其中在胸部就分布着人体最重要的免疫器官之一胸腺，而左胸是人体心脏的投影区，边缘肋骨是脾脏和胰腺的投影区，右胸为肝胆投影区。同时胸部也分布着诸多的保健穴位，如膻中、云门、中府、乳根和极泉等穴位。所以，对胸腹部刮痧，可以起到增强心脏功能、预防和改善心脏疾病的作用；可以扶正益气，增强胸腺活力，提高机体免疫力；可以辅助治疗各种支气管和肺的病症，同时也能起到疏肝理气、促进消化的良好功效；另外，也可以预防乳腺疾病。

腹部分布着人体重要的生殖器官，如肝、胆、脾、胃、大肠、小肠、肾、膀胱，同时腹部也循行着多条人体的主要经脉，如任脉、胃经、肝经和胆经等。所以，腹部刮痧可以起到健脾养胃、促进消化和新陈代谢以及利尿通便的功效，同时可以预防和治疗一些妇科疾病和脏腑病症，如痛经和月经不调等。

进行胸腹部刮痧，需注意几点：其一，对胸部进行刮拭时，要轻柔缓慢，感觉发热即可；而腹部刮痧力度可以稍重，以达到最佳效果。其二，经期女性、孕妇和手术刚结束者不宜进行刮痧，禁止刮拭乳头，肋骨间隙不宜用刮痧板棱角进行刮拭。其三，可以选择隔衣刮痧，也可以选择直接刮拭肌肤，但后者需要涂抹刮痧油，肚脐部位除外。其四，不宜空腹或饱餐后立即刮痧；如患有内脏下垂病症，应从下往上进行刮拭。

胸腹部刮痧可以从以下几个步骤着手进行。

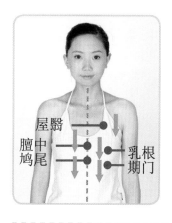

首先，采用单角刮法，从上往下刮拭胸部正中任脉部位，从膻中穴直至鸠尾穴。然后采用平刮法，沿肋骨刮拭胸部上方，重点刮拭屋翳穴，再用同样方法刮拭胸部下方，重点刮拭乳根穴和期门穴。

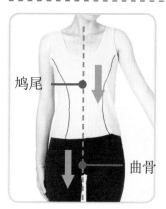

其次，采用面刮法，沿着腹部任脉自上而下进行刮拭，从鸠尾穴刮至曲骨穴。此时最好选择分段刮拭，即刮5寸距离时停顿一下。

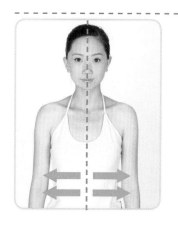

第三，采用平刮法沿肋骨从内向外进行刮拭。

四肢刮痧

四肢与人的五脏六腑相联系。人的运动依靠四肢来进行，四肢的发达强健，一定程度上是由脏腑功能决定的。所以，刮痧四肢，可以起到调理脏腑、保健脾胃、疏通经脉的作用，同时，对于预防肢体疾病（肌肉损伤和关节疼痛等）、强健四肢关节及减脂塑形也有着重要作用。

进行四肢刮痧需注意几点：其一，四肢张开进行刮拭，注意对关节部位刮拭不可用力过重及反复刮拭；而对肌肉强壮和脂肪丰厚部位可以适当用力，以达到一定的疗效。其二，刮拭时，注意避开损伤部位，尤其是静脉曲张的部位，这些部位禁止刮拭。其三，对一些特殊患者应禁用刮痧方法，如韧带和肌肉拉伤患者没有痊愈之前不宜刮痧。对患有水肿和关节腔内积水者，刮拭时要避开局部，只针对远处部分穴位进行刮拭。其四，对手背和足背部位肌肤进行刮拭时，应涂抹刮痧油，以免损伤较薄皮肤。

四肢刮痧可以分为上肢和下肢两部分进行，其中刮拭上肢可以从以下几个步骤着手。

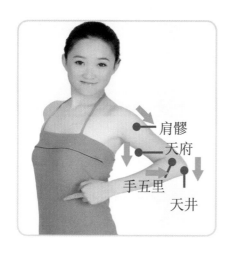

肩髃
天府
手五里
天井

首先，刮拭上臂，采用面刮法，从肘部开始，自下而上刮至肩部；用平面按揉法重点刮拭天井、天府、手五里和肩髃穴。

其次，刮拭前臂，采用面刮法，沿着心包经自上而下进行刮拭，从肘部曲泽穴刮至腕部大陵穴，其中可以针对一些重点穴位采用平面按揉法进行刮拭，如曲泽穴和内关穴。此外，采用同样方法刮拭心经、肺经，以及上肢手臂的三焦经、大肠经和小肠经，同样对其中的手三里、孔最、养老、太渊和阳谷等穴采用平面按揉法重点刮拭。

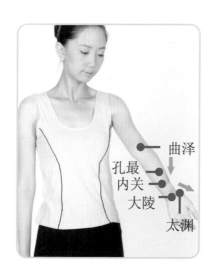

曲泽
孔最
内关
大陵
太渊

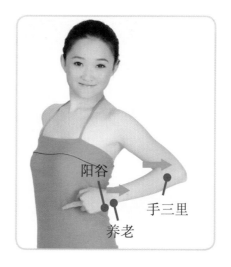

阳谷
手三里
养老

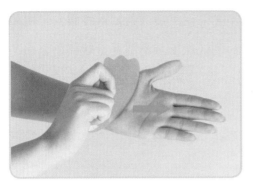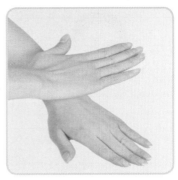

第三，刮拭双手。先用面刮法刮拭手掌和手背，应轻柔缓慢，感觉发热即可；然后用刮痧板的凹槽依次刮拭手指，再采用垂直按揉法刮拭第二掌骨桡侧全息穴区。

- -

下肢刮痧可以从以下几个步骤着手。首先，刮拭大腿。采用面刮法，从臀部开始，从上至下刮至膝关节，重点刮拭环跳、殷门、血海等穴；其中每刮拭 5 寸距离时停顿一下。

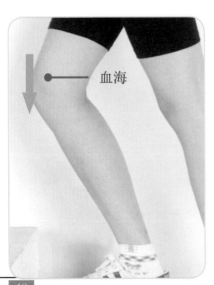

血海

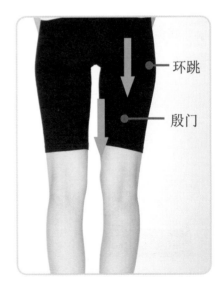

环跳

殷门

其次，刮拭膝关节和小腿。先采用点按法刮拭双膝眼穴，用拍打法刮拭腘窝部位。然后采用面刮法从上至下刮至足腕部，重点刮拭阳陵泉、足三里、三阴交等穴，同样采用分段刮拭。

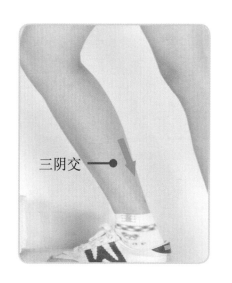

三阴交

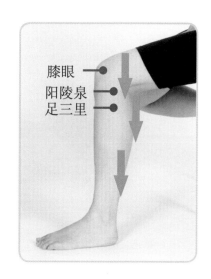

膝眼
阳陵泉
足三里

最后，刮拭足部。用面刮法刮拭足掌和足背，从足跟向趾间进行刮拭，力度轻柔，速度缓慢，感觉发热为止；对涌泉穴应采用单角刮法刮拭。

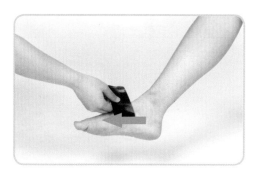

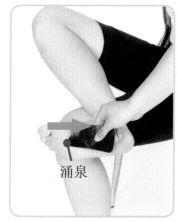

涌泉

第四章 常见病刮痧法

生活中的常见病多属于脏腑疾病，中医认为，这些病证多由邪毒侵体、阻滞气血所致。刮痧借助中医学理论，通过刮瘀血、祛表邪，达到疏通经络、祛除脏腑邪毒的目的，以缓解各种疾病症状。

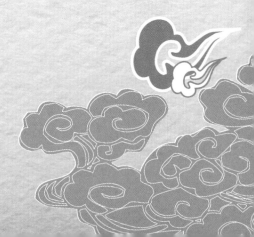

高血压病
——刮拭风池、肩井穴平稳降压

高血压病又称原发性高血压，是最为常见的慢性病，也是导致心脑血管病最主要的危险因素。其表现为持续性动脉血压增高，尤其是舒张压持续升高。在平静的状态下，连续三次测量的血压值高于 140/90 毫米汞柱，并伴有头痛、头晕、耳鸣、心悸、失眠等症状，即可确诊。中医认为，高血压是由于情志内伤、劳倦损伤、饮食不节或年老体衰、神经亏损，从而使脏腑阴阳失衡、风火内生、痰瘀交阻、气血逆乱所致。

〈刮拭要点〉

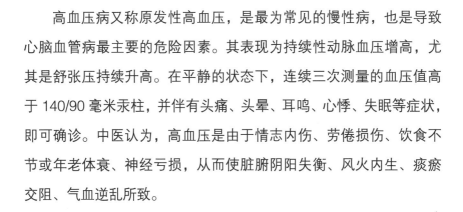

头部	肩背部	上肢	下肢
风池 头后部	肩井 膀胱经	曲池	三阴交 足三里

⟨刮痧取穴⟩

风池：位于项部，当枕骨之下，头颈后面大筋的两旁与耳垂平行处。

肩井：位于肩部，当大椎与肩峰端连线的中点处。

曲池：位于肘横纹外侧端，肱骨外上髁内缘凹陷处。

足三里：位于小腿前外侧，外膝眼下4横指，胫骨外缘1横指。

三阴交：位于小腿内侧，当足内踝尖上3寸，胫骨内侧缘后方。

⟨刮拭方法⟩

刮拭顺序：自上而下刮拭，先刮风池、头后部、肩井及肩部，再刮背部膀胱经，然后刮曲池，最后刮三阴交、足三里。

刮拭力度：力度要重，以患者自觉刮后身体轻松为度。

刮拭时间：10分钟。

注意事项：如伴有身体胀痛、头痛的患者，须反复重刮；糖尿病、凝血机制障碍者禁用刮痧；一定要用刮痧油，以免刮破皮肤。

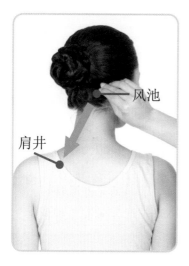

风池

肩井

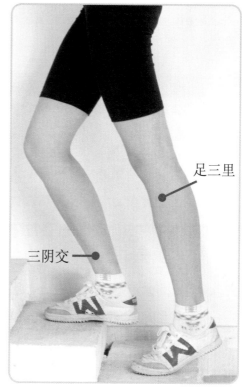

足三里

三阴交

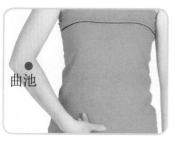

曲池

〈预防〉

1.控制体重。多进食蔬菜和水果等富含纤维素的食物，减少摄入含热量过多的食物。

2.合理膳食。减少钠盐摄入，补充钙质和钾盐，使用以植物油为主的食用油。

3.加强运动。散步、慢跑、骑自行车和游泳都是强身健体的有氧运动，应多加锻炼。

4.减轻精神压力。保持乐观心态，采取积极向上的态度。

5.戒烟酒。应做到不吸烟、不饮酒，尤其不饮高度烈性酒。

低血压
——刮拭内关、百会穴消除昏厥

低血压是指体循环动脉压力低于正常的状态。主要由心脏排血减少、周围血管阻力下降和循环血量不足引起。人体某一器官或系统的疾病均会导致血压降低，如大出血之后人就会出现脸色苍白、四肢冰冷、呼吸困难、昏厥等症状。中医认为，低血压主要是由于脾肾两亏、气血两虚、清阳不升、血不上荣、髓海空虚所引起。

〈刮拭要点〉

头部	肩背部	上肢	下肢
百会	厥阴俞 膀胱经	内关 心包经	足三里 涌泉

〈刮痧取穴〉

百会：位于头顶正中线上，两耳尖连线的中间位置，后发际正中直上5寸。

厥阴俞：位于背部，在第四胸椎棘突下左右旁开1.5寸处。

内关：位于腕臂内侧，在腕横纹上2寸中点处。

足三里：位于小腿前外侧，在外膝眼下4横指、胫骨外缘1横指处。

涌泉：位于足底部，在第二和第三脚趾缝纹头端与足跟连线前1/3的凹陷处。

〈刮拭方法〉

刮拭顺序：自下而上刮拭，先刮百会穴、头后部，再刮肩部及后背厥阴俞，然后刮内关及上臂，最后刮足三里穴和涌泉穴。

刮拭力度：刮拭手法以轻为主，用力应均匀缓慢，以感觉发热为准。

刮拭时间：10分钟。

注意事项：不可空腹或饱腹后立即刮痧，同时刮拭时间不宜过长。

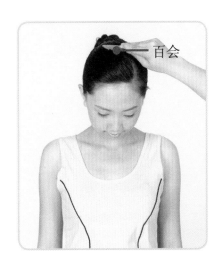

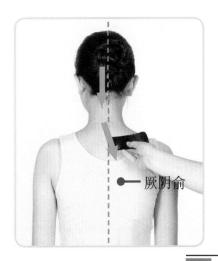

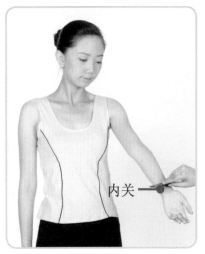
内关

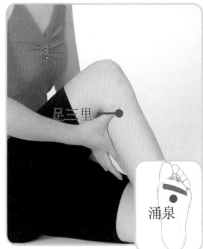
足三里

涌泉

〈预防〉

1. 晨起时，切忌立即进行剧烈活动，应先缓慢地活动四肢，以防血压突然下降。

2. 淋浴为主，减少泡澡时间和次数，以促进血液循环。同时水温不宜过冷或过热，以维持正常血压。

3. 注意饮食，多食鸡蛋、鱼、乳酪、桂圆、莲子等高胆固醇食物，忌食菠菜、萝卜、芹菜等降血压食物。

4. 出现低血压症状时，睡觉时可以将头部适当垫高，以减轻低血压症状。

糖尿病
——刮拭肺俞、三焦俞穴降低血糖

糖尿病是一种常见的代谢性内分泌疾病，主要由于胰岛素分泌缺陷或胰岛素作用障碍所致，病情严重时会导致机体酸碱平衡失常，从而引起血糖过高等异常症状，此病有一定的遗传性。患者的典型症状有多尿、烦渴、多饮、消瘦、眩晕、恶心、腹痛、嗜睡和昏迷等。中医认为，脑卒中属于"脱疽"范畴，主要是由于禀赋不足、五脏虚弱、常食肥甘醇酒厚味、情志失常、劳倦过度所致。

〈刮拭要点〉

头部	肩背部	上肢	下肢
风池	肺俞 三焦俞	阳池	足三里 内庭

〈刮痧取穴〉

风池：位于项部，在枕骨之下，头颈后面大筋的两旁与耳垂平行处。

肺俞：位于背部，在第三胸椎棘突下左右旁开1.5寸处。

三焦俞：位于腰背部，在第一腰椎棘突下左右旁开1.5寸处。

阳池：位于腕背横纹中，在伸指肌腱的尺侧缘凹陷处。

足三里：位于小腿前外侧，在外膝眼下4横指、胫骨外缘1横指处。

内庭：位于足背，在第二、第三趾缝间的凹陷处。

〈刮拭方法〉

刮拭顺序：先刮风池、头后部，再沿肺俞和三焦俞刮整个腰背，然后刮阳池及上肢，最后刮足三里和内庭。

刮拭力度：糖尿病患者皮肤抵抗力较低，应轻柔刮拭。

刮拭时间：15分钟。

注意事项：刮痧时，身体要注意保暖，应避免吹冷风或处于温度较低的室内。刮痧结束后，应饮一杯热水。

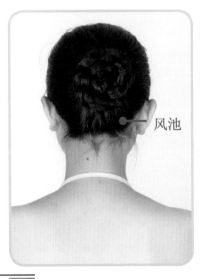

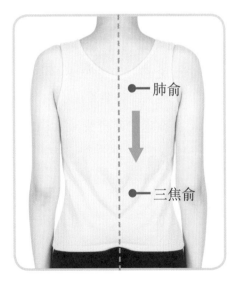

风池

肺俞

三焦俞

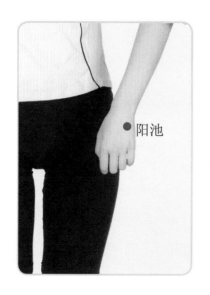

阳池

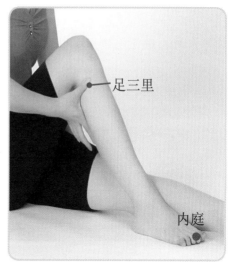

足三里

内庭

〈预防〉

　　1.控制饮食，禁食辛辣食物，适当减少热量、糖分和盐分的摄入，如红参、生姜和狗肉等食物不宜食用；多食动物胰脏、蔬菜及豆制品。

　　2.如有高血压、高血脂和冠心病等病症，应及早治疗。

　　3.家族有糖尿病遗传史的人要特别注意预防，应合理饮食、多运动，忌烟酒。

　　4.合理控制情绪，不宜过度紧张或情绪过激，应适当减少房事。

冠心病
——刮拭天突、心俞穴舒畅心胸

　　冠心病又称缺血性心脏病，是指由冠状动脉器质性狭窄或阻塞引起的心肌缺血、缺氧（心绞痛）或心肌梗死。中医把心绞痛列入"心悸""胸痹""心痛"范畴，是由于年老体虚、饮食不节、情志失调、肝肾亏虚、寒邪入侵、心脉失养等引起。常见症状为胸痛、闷胀及有压迫感，同时伴随出汗、心悸、恶心或头晕等症状。中医把心肌梗死归于"厥证""脱证"范畴，它通常在频繁的心绞痛发作后产生，主要症状为胸部剧痛、呼吸短促、气急、烦躁、恶心、多汗、脉搏细微、皮肤湿冷、晕厥。

〈刮拭要点〉

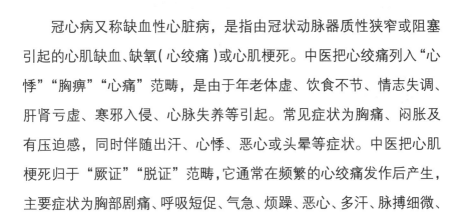

头部	肩背部	上肢	下肢
天突	心俞 膀胱经	神门 心经	三阴交 太冲

〈刮痧取穴〉

　　天突：位于颈部，在前正中线上的胸骨上窝正中处。

心俞：位于人体背后，在第五胸椎棘突下左右旁开1.5寸处。

神门：腕横纹尺侧端，尺侧腕屈肌腱的桡侧凹陷处。

三阴交：位于小腿内侧，在足内踝尖上3寸、胫骨内侧缘后方。

太冲：位于足背，在第一、二跖骨结合部前方凹陷处。

〈刮拭方法〉

刮拭顺序：采用平刮法刮拭天突及颈部，然后用面刮法刮拭心俞穴及背部，再用平面按揉法刮拭神门，最后刮拭三阴交和太冲。

刮拭力度：颈部及足部刮拭以轻柔手法为主，背部及小腿可以稍加用力刮拭。

刮拭时间：15分钟。

注意事项：刮拭时，如果患者突然发病，应先让患者平卧，保持安静，然后拨打急救电话。

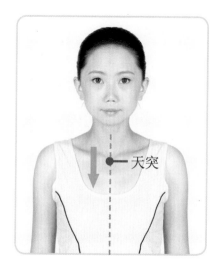

天突

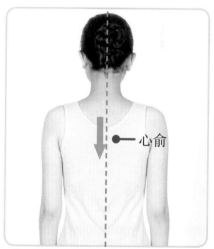

心俞

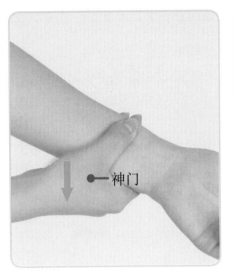
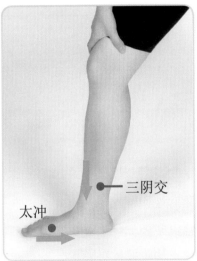

神门

三阴交

太冲

<预防>

1. 年老者不宜搬动过重物品，弯腰屏气过程中容易诱发心肌梗死。

2. 少食高盐、高脂肪和高热量的食物，如糖、奶、煎炸食物、红肉等；多食用清淡、易消化的食物，如鱼、五谷杂粮、生菜、豆制品、洋葱和水果等；晚餐要少吃。

3. 适当运动，如慢跑、打太极拳、做健身操等，这些都能促进全身气血流通，减轻心脏负担。但要切记饱餐后不宜立刻运动。

4. 注意天气变化，严寒和气压变低时，容易诱发心肌梗死，所以要注意保暖，及时增添衣物。

5. 尽量少吸烟或戒烟，饮酒要适度，不能酗酒和经常饮用烈性酒。

高脂血症
——刮拭云门、中府穴代谢脂质

高脂血症又称为代谢综合征，主要发病于中老年时期，可分为原发性和继发性两类。原发性高脂血症是由于单基因缺陷或多基因缺陷所致，继发性高脂血症则由于其他代谢性紊乱疾病所引起，如糖尿病、高血压和肝肾疾病等。高脂血症症状并不十分明显，偶尔会出现腹痛，以及手掌出现黄色瘤等。此病如不及时治疗，常会诱发其他疾病，如动脉粥样硬化、冠心病、胰腺炎等。中医认为，高脂血症属于"痰"的病理范畴，主要由过食肥甘之物、嗜酒成癖、情志失调、肾阳亏虚、年迈体虚所导致。

〈刮拭要点〉

头部	肩背部	上肢	下肢
风池	云门 中府	曲池 合谷	足三里

⟨刮痧取穴⟩

风池：位于项部，在枕骨之下、头颈后面大筋的两旁与耳垂平行处。

云门：位于胸前壁外上方，在肩胛骨喙突上方、锁骨下窝凹陷处，距前正中线旁开6寸。

中府：位于胸前壁外上方、前正中线旁开6寸处，平第一肋间隙。

曲池：位于肘横纹外侧，在肱骨外上髁内缘凹陷处。

合谷：位于大拇指和食指的虎口间，将拇指和食指张成45度角，位于两指延长线的交点处。

足三里：位于小腿前外侧，在外膝眼下4横指、胫骨外缘1横指处。

⟨刮拭方法⟩

刮拭顺序：先用面刮法刮拭风池穴及头后部，再用平刮法刮拭肩上部云门和中府穴，然后用面刮法刮拭曲池及上臂穴，以垂直按揉法刮拭合谷穴，最后用面刮法刮拭足三里穴及小腿。

刮拭力度：力度中等，一直刮至出现痧痕为止。其中刮拭合谷应以产生酸痛感为宜。

刮拭时间：15分钟。

注意事项：刮拭时，应遵从先左后右的原则，且逐穴刮拭。在刮拭上臂及小腿时，为了达到刮痧效果，可以分段刮拭。

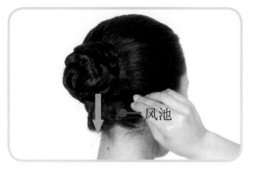
风池

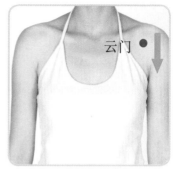
云门

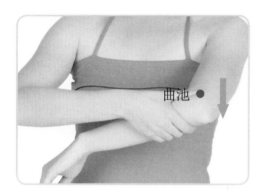
曲池

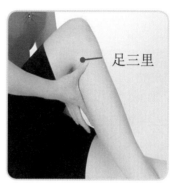
足三里

〈预防〉

1. 少食辛辣、油腻和油炸食物，同时适当减少脂肪酸和胆固醇的摄入，少吃动物内脏。多吃鱼、燕麦、糙米、土豆、南瓜等食物。

2. 戒除烟酒，减少房事次数。工作和生活中避免久坐不动，多做有氧运动。

3. 男性40岁以后，以及女性绝经期之后，应坚持每年做血脂检查。

4. 家族有冠心病、糖尿病等病史的人，应定期做全面检查。

脑卒中
——刮拭印堂、太阳穴疏散风邪

脑卒中主要由脑血管严重阻塞或损伤使脑组织缺氧一段时间而造成坏死所致。主要症状有昏厥、不省人事、神志不清、肢体麻木、眼睛发黑、口眼歪斜、瘫痪、半身不遂等。中医认为，脑卒中与风、火、痰、瘀等多种因素有关；风火相煽、痰浊壅塞、瘀血内阻，则生脑卒中；忧思恼怒、饮酒无度、恣食厚味、纵欲劳累、起居不慎都会诱发脑卒中。

〈刮拭要点〉

头部	肩背部	上肢	下肢
印堂 太阳	大椎 督脉	曲泽	京骨

〈刮痧取穴〉

印堂：位于前额部，在两眉头连线中点、与前正中线交叉处。

太阳：位于耳郭前面，在眉梢和外眼角连线中点向后1横指的凹陷处。

大椎：位于颈部下端，在后正中线的第七颈椎棘突下凹陷处。

曲泽：位于肘横纹中，在肱二头肌腱的尺侧缘。

京骨：位于足外侧，在第五跖骨粗隆下缘赤白肉际处。

〈刮拭方法〉

刮拭顺序：采用平面按揉法刮拭印堂，再用面刮法刮拭太阳穴及面部；然后刮拭大椎穴及背后，再刮拭曲泽穴及手臂，最后刮拭京骨穴及足部。

刮拭力度：面部及足部以轻柔缓慢手法刮拭为主，背后及手臂采用中等力度即可。

刮拭时间：15 分钟。

注意事项：轻度脑卒中患者可以采用刮痧疗法，但重度脑卒中患者，不宜进行刮拭。

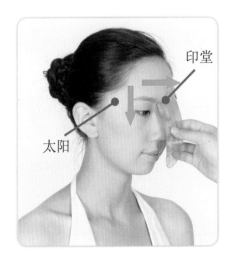
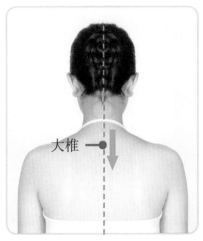

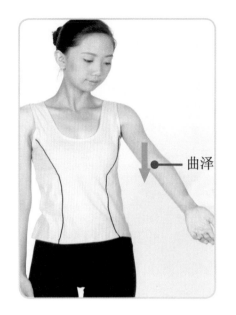

曲泽

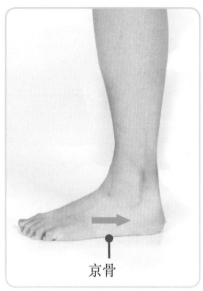

京骨

〈预防〉

　　1.高血压是最易诱发脑卒中的病症，因此高血压患者应定期做身体检查。同时，生活中高血压患者要控制情绪、避免激动，不要经常进行打牌、搓麻将等容易诱发激动情绪的活动，以免诱发脑卒中。

　　2.一旦出现头痛头晕、手脚麻木无力和血压上升等症状，应及时就医检查。

　　3.调整饮食习惯，以清淡食物为主，多吃蔬菜和水果，少吃肥肉和动物内脏等脂肪含量高的食物。

　　4.戒除烟酒，适当运动，如打太极拳等。

慢性胃炎
——刮拭期门、内关穴平肝和胃

慢性胃炎是指由于微生物感染或细菌毒素等引起的胃黏膜炎症，常发病于青壮年男性，主要表现为腹部慢性疼痛、腹胀、厌食、消化不良、恶心、呕吐、呕血、嗳气、大便不调和腹泻等。中医认为，慢性胃炎属于"胃脘痛""痞满"范畴，由于脾胃虚弱、暴饮暴食、饥饱无常等而败伤中阳，引发胃脘疼痛。

〈刮拭要点〉

胸腹部	背部	上肢	下肢
期门	脾俞 膀胱经	内关 前臂	阳陵泉 小腿

〈刮痧取穴〉

期门：位于胸部乳头正下方、第六肋间隙，在距前正中线旁开4寸处。

脾俞：位于人体背部，在第十一胸椎棘突下左右旁开1.5寸处。

内关：位于腕臂内侧，在腕横纹上2寸中点处。

阳陵泉：位于膝盖斜下方、腓骨小头前下方凹陷处。

〈刮拭方法〉

刮拭顺序：先用平刮法沿着肋骨走向刮拭两侧期门穴，再用面刮法刮拭腹部，然后用面刮法刮拭前臂直至内关，最后用点按法刮拭阳陵泉，以及采用面刮法刮拭小腿。

刮拭力度：刮拭期门穴时，手法宜轻柔，刮至出痧为止。而刮拭其他部位力度要适中。

刮拭时间：20 分钟。

注意事项：刮痧过程中如果出现胃部疼痛症状，应停止刮痧，及时就医。

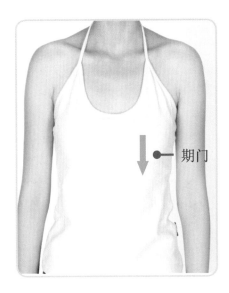

期门

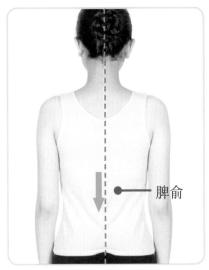

脾俞

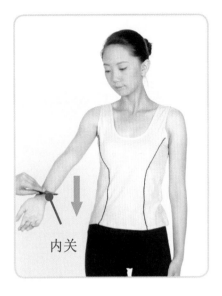

内关

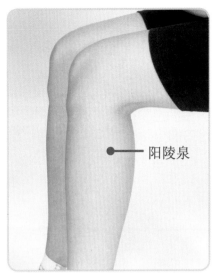

阳陵泉

〈预防〉

1. 日常饮食以清淡为宜，多食清粥、面食和牛奶等；禁食生冷、辛辣、油炸和过咸过甜食物。同时，合理进食三餐，切忌暴饮暴食。

2. 注意胃部保暖，不宜经常性饮用冷水、浓茶、咖啡等刺激性强的饮料。

3. 减少一些药物的服用，如阿司匹林、红霉素和四环素等药物。

4. 适量饮酒，否则酒精会破坏胃黏膜，直接造成胃部受损。

慢性咽炎
——刮拭合谷、内庭穴消炎去肿

慢性咽炎多为急性咽炎发展而来，主要由于咽部黏膜受细菌感染所引起，病症主要发于鼻咽、口咽或喉咽部，病程较长，症状顽固，不易治愈。主要症状为咽喉干燥、灼痛、发声沙哑、失声、痰多、反复咳嗽等。中医认为，咽炎病因主要分为内、外两种，外因多为风寒、风热之邪侵入肺而导致咽喉受损；内因多为素体阴虚或由于经常食用辛辣食物导致痰热蕴结，最终损伤咽喉。

〈刮拭要点〉

颈部	肩背部	上肢	下肢
人迎 天突	大杼 膀胱经	合谷	内庭

〈刮痧取穴〉

人迎：位于颈部，在喉结两侧旁开2寸处。

天突：位于颈部，在前正中线上、胸骨上窝正中处。

大杼：位于背部，在第一胸椎棘突下旁开1.5寸处。

合谷：位于大拇指和食指的虎口间，将拇指和食指张成45度角，位于两指延长线的交点处。

内庭：位于足背，在第二、三趾缝间的凹陷处。

〈刮拭方法〉

刮拭顺序：先刮拭颈部人迎穴至天突穴，再用面刮法刮拭大杼及膀胱经，然后刮拭手部合谷，最后采用垂直按揉法刮拭内庭穴。

刮拭力度：手法要轻柔，不必以产生痧斑为度，稍感疼痛即可。

刮拭时间：10分钟。

注意事项：刮痧不宜频繁，最佳时间为一周刮痧一次。如果是隔衣刮痧，可以两三天刮拭一次。

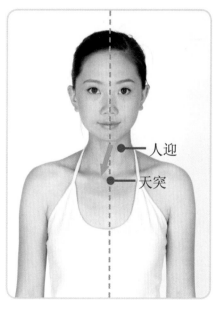

人迎

天突

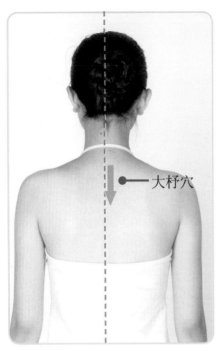
大杼穴

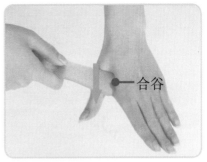
合谷

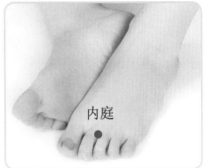
内庭

⟨预 防⟩

1.保持居室空气流通，经常开窗通风。

2.吸烟和喝酒要节制，少食生姜、辣椒、芥末、蒜等辛辣食物。

3.置身有大量粉尘或被化学气体污染的环境时，要做好防护措施。

4.及时治疗一些口腔和呼吸道疾病，尤其是急性咽炎应及时治疗。

5.在感冒、妇女经期和孕期时，应避免大声讲话。

胆石症
——刮拭曲泉、阴陵泉穴防治结石

胆石症是一种体内胆囊和胆管发生结石的病症，根据结石成分的不同可分为胆固醇性结石、胆色素性结石和混合性结石三类。其主要症状有上腹绞痛、恶心、呕吐、畏寒、发热及黄疸。中医认为，胆是"中清之腑"，与肝相表里，当胆出现异常时，即可发病。通常饮食不节、外邪侵袭、蛔虫上扰、情志失调均会造成肝胆湿热。

〈刮拭要点〉

头部	胸腹部	肩背部	下肢
头临泣	中脘	肝俞 胆俞	曲泉 阴陵泉

头临泣：位于头部，在瞳孔直上入前发际0.5寸处。

中脘：位于腹部，在脐上4寸的前正中线上。

肝俞：位于背部，在第九胸椎棘突下左右旁开1.5寸处。

胆俞：位于背部，在第十胸椎棘突下左右旁开1.5寸处。

曲泉：位于膝内侧横纹上方凹陷处。

阴陵泉：位于小腿内侧，在膝下胫骨内侧凹陷处。

〈刮拭方法〉

刮拭顺序：先刮拭头临泣，再刮拭中脘及腹部，然后自上而下刮拭背后，沿着肝俞至胆俞，最后刮拭曲泉至阴陵泉。

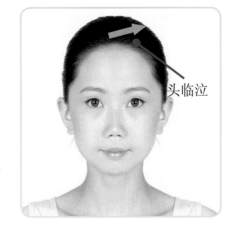

头临泣

刮拭力度：手法轻柔缓慢，刮拭背后可适当用力，以形成轻微痧斑为宜。

刮拭时间：10分钟。

注意事项：在刮拭过程中，及时询问刮痧者的感觉，如果对方出现不适或发晕的先兆，应停止刮痧。

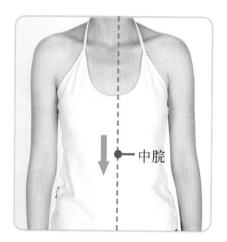

中脘

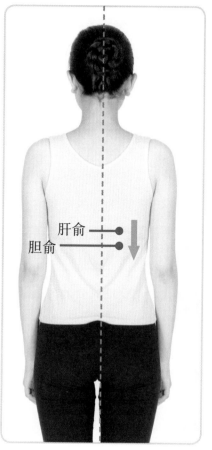

肝俞
胆俞

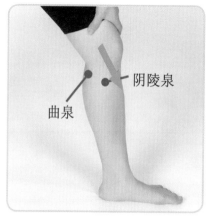

阴陵泉
曲泉

〈预防〉

1.三餐进食规律，切忌长久处于空腹状态，因为禁食时最易生成胆结石。

2.注意饮食的科学性，切忌一味进补高蛋白质、高脂肪和高热量食物；多食含纤维素丰富的食物，如萝卜、青椒和芹菜等，以改善胆固醇的排泄，达到利胆、清热、平肝、降胆固醇的功效。

风湿性关节炎
——刮拭大椎、长强穴疏通气血

　　风湿性关节炎多见于中老年，是一种以关节和关节周围组织的非感染性炎症为主的全身性疾病。病因复杂，与遗传因素、自身免疫因素和人体溶血性链球菌感染等有关。此病主要症状为关节和肌肉游走性酸楚、疼痛，伴有轻度或中度发热、关节局部红肿灼热等。中医认为，此病病因分为脏腑阴阳内伤、痰浊瘀血内生、外感六淫之邪和营卫气血失调四种。当脏腑阴阳失衡、机体气血不畅，四肢肌肉就会出现寒热症状，如果风、寒、暑、湿、燥、火这六淫之邪侵入机体则会致病。

〈刮拭要点〉

胸腹部	肩背部	上肢	下肢
关元	大椎 长强	合谷	足三里

⟨刮痧取穴⟩

关元：位于下腹部，前正中线上、肚脐下方3寸处。

大椎：位于颈部，在后正中线的第七颈椎棘突下凹陷处。

长强：位于后背正下方，在尾骨端与肛门连线的中点处。

合谷：位于大拇指和食指的虎口间，将拇指和食指张成45度角，位于两指延长线的交点处。

足三里：位于小腿前外侧，外膝眼下四横指，外缘一横指。

⟨刮拭方法⟩

刮拭顺序：先采用面刮法刮拭腹部任脉，重点刮拭关元，再采用同样方法沿大椎刮至长强，然后采用垂直按揉法刮拭合谷，最后刮拭足三里及小腿。

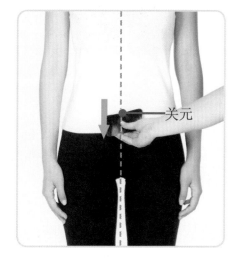

关元

刮拭力度：宜重，直至产生轻微痧斑。

刮拭时间：15分钟。

注意事项：夏季刮痧时，应考虑温度。患者出汗过多，刮拭时体力消耗过大，容易疲劳，所以不宜一次性刮拭太多部位，同时要调整刮拭时间。

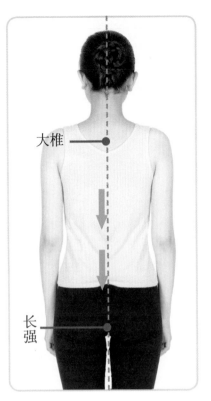

大椎

长
强

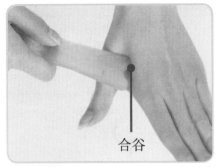

合谷

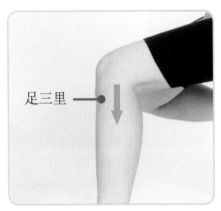

足三里

〈预 防〉

1.注意防寒保暖，避免淋雨或受潮，尤其是肢体关节处；湿衣和湿鞋袜等不宜久穿。

2.适当运动，增强身体抗病能力，可以做保健体操、打太极拳、散步等。

3.夏季时，不宜为了解暑而吹凉气太久，也不可贪吃冷饮。晚上入睡时，禁用风扇直吹。

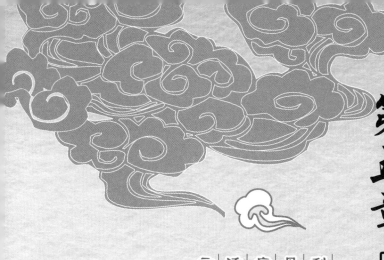

第五章 日常小病 刮痧法

刮痧疗法在治疗小病方面卓有疗效，生活中常见的偏头痛、牙痛、感冒等症，虽然属于小病，但都影响着人们的健康，困扰着人们的生活。刮痧通过平衡阴阳、调节气机、滋补虚亏、通畅气血，可达到治愈病症的功效。

失眠
——刮拭四神聪、行间穴宁心安神

失眠又称睡眠障碍，是指无法入睡或无法保持睡眠状态而导致的睡眠不足的病症。其发病与身体疾病、生理病症、环境适应性、心理问题、精神状态、服用药物等因素有关；主要表现为无法入睡或睡眠时间不足，同时伴有身体疲劳、心悸、胸痹、头晕目眩等症状。中医认为，失眠与情志、饮食内伤、年迈、禀赋不足、心虚胆怯、脏腑功能运行失调和阴阳之气运行不畅有关，目睹异物、涉险临危会造成心胆气虚、噩梦缠身、夜不能寐。

〈刮拭要点〉

头部	肩背部	上肢	下肢
四神聪	肾俞 膀胱经	神门	行间

四神聪：共有四穴，位于头顶部，在百会前、后、左、右各旁开1寸处。

肾俞：位于人体腰部，在第二腰椎棘突下左右旁开1.5寸处。

神门：位于腕部的腕横纹尺侧端，在尺侧腕屈肌腱的桡侧凹陷处。

行间：位于足背，在第一、二趾合缝后赤白肉分界的凹陷处，微微偏向大拇指一侧。

〈刮拭方法〉

刮拭顺序：先用点按法刮拭四神聪，再刮头后部，然后沿膀胱经刮拭背部肾俞，之后刮前臂，重点对神门多刮几下，最后刮行间及足部。

四神聪

刮拭力度：以重手法为主，以感觉放松或背部出现痧痕为度。

刮拭时间：10分钟。

注意事项：如果失眠症状严重，可以适当延长四神聪刮拭时间，每个穴位刮拭3分钟。

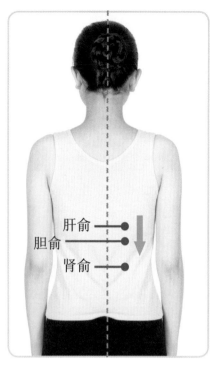

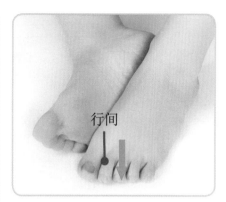

行间

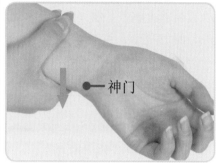

神门

肝俞
胆俞
肾俞

〈预防〉

1.晚上入睡前，散步或用热水泡脚能促进血液循环、促进睡眠。

2.居室多开窗通风，保持室内空气新鲜，以改善睡眠环境。

3.睡前喝杯加蜂蜜的牛奶，有助于保持血糖平衡，提高睡眠质量；不宜喝浓茶、咖啡等兴奋性饮料。

4.睡前可以刮拭足底，感觉发热即可，这样能畅通血脉、缓解疲劳、增强睡眠质量。

偏头痛
——刮拭翳风、头维穴消减胀痛

　　偏头痛属于神经血管性疾病，是指偏于一侧、定期发作的头部疼痛，多见于儿童和青壮年。诱发偏头痛的因素很多，包括遗传因素、内分泌和代谢因素、饮食与精神因素等。偏头痛发作时，主要是头部感觉钝痛、胀痛、压迫感和麻木感，兼有头晕、恶心、烦躁、心慌、气短、耳鸣、失眠、腰酸背痛、颈部僵硬疼痛等症状。中医认为，偏头痛发病与感受风邪、情志内伤、忧思劳累、久病致瘀等有关。

〈刮拭要点〉

头部	颈部	上肢	下肢
翳风 头维	风池 大椎	列缺	血海

翳风：位于耳垂后，在乳突与下颌骨之间的凹陷处。

头维：位于头侧部，在额角发际上0.5寸、头正中线旁开4.5寸处。

风池：位于项部，在枕骨之下、头额后面大筋的两旁与耳垂平行处。

大椎：位于后颈部，在后正中线的第七颈椎棘突下凹陷处。

列缺：位于前臂，在桡骨茎突上方、腕横纹上1.5寸处。

血海：位于大腿内侧、髌底上端2寸处。

〈刮拭方法〉

刮拭顺序：先用平面按揉法刮拭翳风和头维，再用厉刮法从风池刮至大椎，然后刮拭前臂列缺，最后刮拭血海及腿部。

刮拭力度：刮拭头部时以重手法为主，刮拭颈部时要轻柔缓慢，刮拭四肢应力度适中。

刮拭时间：10分钟。

注意事项：头部刮痧最佳时间为晨起时，应避免睡前刮痧，因为会造成神经兴奋，加重头痛。

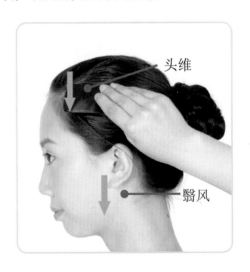

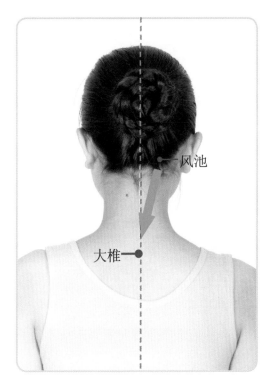

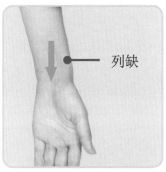

列缺

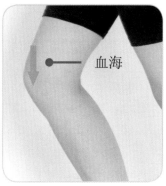

血海

风池

大椎

⟨预 防⟩

1.注意劳逸结合，适时缓解工作和生活压力，长期处于紧张状态容易诱发头痛。

2.保持办公室空气流通，工作一段时间后，应让眼睛和大脑休息几分钟，远眺或按揉。

3.少吃巧克力、硬奶酪等食物，适量饮酒，因为这些食物都会引起头痛发作。

4.保持正确的睡眠姿势，不要俯卧，因为会造成脖子发麻，影响睡眠，诱发头痛。

口腔溃疡
——刮拭颊车、承浆穴驱走热邪

口腔溃疡是一种以口腔黏膜局限性溃疡损害为主的疾病，主要由病毒感染所引起，通常呈周期性反复发作，发病率较高；同时，精神压力过大、激素因素、十二指肠溃疡、自身免疫力低和遗传因素等也会诱发此病。症状表现为唇、颊、舌等部位发生溃疡，周围有红晕，伴有烧灼感；严重时，局部淋巴结肿大、发热，自愈后会留有瘢痕。中医认为，口腔溃疡病因为外感六淫，主要由燥火两邪侵体、虚火内生、灼伤口舌所致。

〈刮拭要点〉

头部	颈部	上肢	下肢
颊车 承浆	廉泉	支正	内庭

⟨刮痧取穴⟩

颊车：位于下颌角前上方约一横指处，在咀嚼时咬肌隆起、按压时凹陷处。

承浆：位于面部唇下，在颏唇沟的正中凹陷处。

廉泉：位于颈部，在前正中线上、喉结上方、舌骨上缘凹陷处。

支正：位于前臂，在腕背尺侧横纹上5寸处。

内庭：位于足背，在第二、三趾缝间的凹陷处。

⟨刮拭方法⟩

刮拭顺序：先用平刮法刮拭面部，重点刮拭颊车和承浆，再用平刮法刮拭廉泉及颈部，然后刮拭支正及上臂，最后刮拭足部内庭。

刮拭力度：手法以轻柔为主，尤其是面部和颈部，不宜刮出痧斑。

刮拭时间：10分钟。

注意事项：刮拭面部时，注意不要碰触口鼻、眼睛等部位，也不可刮拭伤口部位。

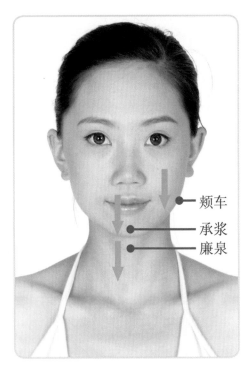

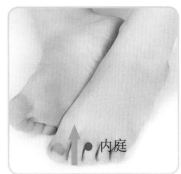

颊车

承浆

廉泉

内庭

<《预防》>

1. 注意口腔清洁，晨起和入睡前养成良好的刷牙和洗脸习惯。

2. 少吃烧烤、火锅等辛辣油炸类食物，防止口腔黏膜受损。

3. 察觉自身有疾病症状时，应及早去医院诊治。

4. 女性在经期时身体脆弱，容易诱发口腔溃疡，此时要加以防范。

牙痛
——刮拭颊车、下关穴败火消肿

　　牙痛是指牙齿因各种原因而引起的疼痛。如龋齿遇冷、热、酸、甜时产生疼痛，因意外碰伤牙齿引起的疼痛，急慢性牙髓炎引起的牙神经痛，急慢性牙龈牙周炎导致的疼痛等。牙痛发作时，主要表现为牙龈红肿、冷热刺激后剧痛、面部肿胀等。中医认为，牙痛主要由胃火上升、虚火上炎、肾阴不足、口齿不洁、贪食甘酸等因素所引起。

〈刮拭要点〉

头部	颈肩部	上肢	下肢
颊车 下关	风池 肩井	劳宫	冲阳

颊车：下颌角前上方约一横指，当咀嚼时隆起，按压时凹陷处。

下关：位于面部耳前方一横指处，在颧弓下缘与下颌切迹所形成的凹陷中，张口时隆起处。

风池：位于项部，当枕骨之下，头额后面大筋的两旁与耳垂平行处。

肩井：位于肩部，当大椎与肩峰端连线的中点处。

劳宫：位于手掌心，在第二、三掌骨之间偏于第三掌骨的握拳中指指尖处。

冲阳：位于足背最高处，在拇长伸肌腱和趾长伸肌腱之间的足背动脉搏动处。

〈刮拭方法〉

刮拭顺序：采用面刮法刮拭面部，从下关刮至颊车，再用厉刮法沿风池刮至肩井；然后采用平面按揉法刮拭手部劳宫，最后刮拭冲阳及足部。

刮拭力度：刮拭面部和颈部时以轻柔手法为主，手部及足部可以稍加用力。

刮拭时间：10分钟。

注意事项：牙痛患者在采用刮痧疗法减轻疼痛时，不能放弃就医，刮痧要与药物治疗相结合，才能达到最佳疗效。

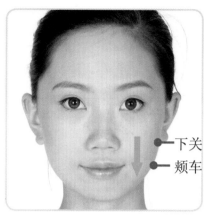

下关
颊车

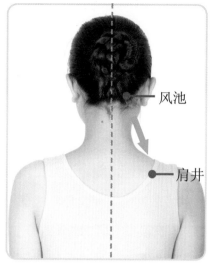

风池
肩井

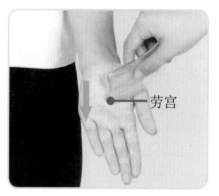

劳宫

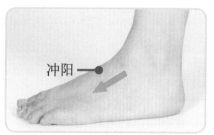

冲阳

〈预防〉

1.注意口腔清洁，养成"早晚刷牙、饭后漱口"的良好生活习惯。

2.多吃蔬菜、水果以及清热泻火的食物，如苦瓜和丝瓜等；少吃含糖高、太硬、过冷、过热和刺激性强的食物，如火锅及甜食等。

3.发现牙齿有蛀牙或牙齿出现松动等情况时，要及时就医治疗。

近视
——刮拭肝俞、攒竹穴养肝明目

近视是指眼睛看远方物体朦胧不清，而看近处物体异常清楚的症状，多发病于青少年。近视的发病是多种原因导致的，如遗传因素、不良读书习惯、睡眠不足、长时间用眼、饮食结构单一等，此外，如果长时间在光线暗的地方读书或写字，最容易诱发近视。近视主要表现为远视力下降、近视力正常、视力疲劳、眼睛混浊、出现重影等。中医认为，近视与肝肾不足、脾胃虚弱有关，此外，营养不均衡、读书姿势不正确、光线太暗等也易引发近视。

〈刮拭要点〉

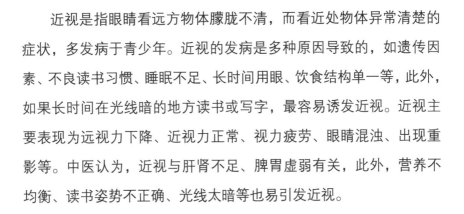

头部	肩背部	上肢	下肢
攒竹	肝俞	合谷 膀胱经	隐白

〈刮痧取穴〉

攒竹：位于面部的眉头凹陷中，约在目内眦直上处。

肝俞：位于背部，在第九胸椎棘突下左右旁开1.5寸处。

合谷：位于大拇指和食指的虎口间，将拇指和食指张成45度角，位于两指延长角的交点处。

隐白：位于足部，在大趾末节内侧，距趾甲角0.1寸处。

〈刮拭方法〉

刮拭顺序：先刮攒竹及面部，再刮肝俞及背部，然后采用垂直按揉法刮拭合谷，最后刮拭隐白及足部。

刮拭力度：手法以轻柔为主，感觉眼睛解除疲劳即可。

刮拭时间：10分钟。

注意事项：在刮拭眼睛部位时，需轻柔、缓慢地沿着上眼眶骨经攒竹刮至外眼角，注意不要碰及眼球。

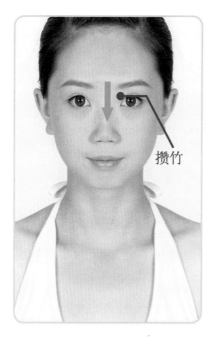

攒竹

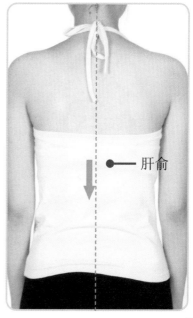

肝俞

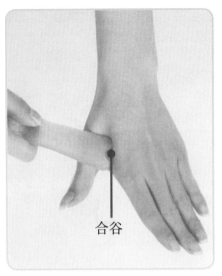

合谷

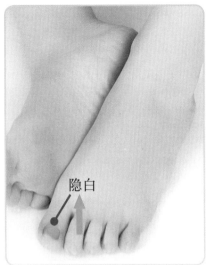

隐白

〈**预防**〉

1.不宜在强光或光线过暗的环境下看书，避免躺着看书或在颠簸的车上看书。

2.合理补充营养物质，多吃含铬食物，如谷物、肉类、乳酪及蛋黄等。

3.保证充足的睡眠和适当的休息，尤其是眼睛的休息，看书或玩电脑1小时后要起身走动，远眺几分钟。

4.发育期的青少年要定期接受视力检查，一旦发现问题，应及时配镜矫正。

5.调整坐姿，要求身体端正，眼睛距离桌面约30厘米。

中暑
——刮拭风府、哑门穴解暑清热

中暑是高温引发的一种急性病症，通常在高温和热辐射的长时间作用下或者在烈日下长久劳动或活动，就会使人的脑膜充血、体温调节中枢功能发生障碍、汗腺功能衰竭和水、电解质丧失过多，从而引发病症。中暑主要症状为眼花、耳鸣、身体乏力、皮肤灼热、口渴、头晕、恶心、呕吐、胸闷，严重者会出现昏厥和痉挛。中医认为，中暑与暑湿秽浊之气侵入心包有关，年老体弱、疲劳过度，以致正气虚损、不耐暑热、感而病发。

〈刮拭要点〉

头部	肩背部	上肢	下肢
风府 哑门	大椎 膀胱经	曲泽	委中

‹刮痧取穴›

风府：位于后颈部，在后发际正中直上1寸处。

哑门：位于后颈部，在后发际正中直上0.5寸处。

大椎：位于后颈部，在后正中线的第七颈椎棘突下凹陷处。

曲泽：位于肘横纹中，在肱二头肌腱的尺侧缘。

委中：位于膝后，在腘窝正中处。

‹刮拭方法›

刮拭顺序：先采用厉刮法从风府刮至哑门，再用面刮法沿脊柱自上而下慢慢刮拭，其中大椎多刮几下，然后刮拭曲泽及前臂，最后用点按法刮拭委中。

刮拭力度：以重手法为主，背部以出现紫黑色痧斑为度。

刮拭时间：15分钟。

注意事项：如果中暑严重或出现昏厥，可以用点按法刮拭人中穴。

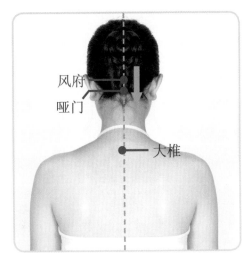

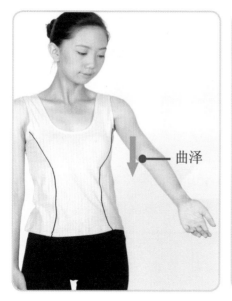

曲泽

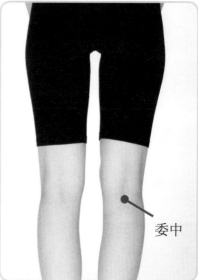

委中

〈预防〉

1.夏季高温天气时，需多喝水，多吃生菜、黄瓜、西红柿等含水量高的蔬菜和水果，多吃高热量、高蛋白质、高维生素的食物，如绿豆汤和酸梅汤。

2.保证充足的睡眠和休息，适当午睡，避免在烈日下活动。如需外出时，应使用遮阳帽、墨镜或遮阳伞等防紫外线工具，备好人丹、清凉油等防暑药物。

3.夏季，老年人、孕妇和患有慢性疾病的人，应减少或避免外出；出门最好有家属陪伴。

4.外出时一旦出现大汗、口渴、乏力、头晕、胸闷等症状，应立即停止活动，寻找阴凉处休息，必要时喝一些盐水。

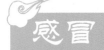

感冒
——刮拭肺俞、风门穴疏风散热

感冒是指由多种病毒或细菌引起的上呼吸道感染所致的疾病，主要分为普通感冒和流行性感冒两种。感冒的主要病因是病毒或细菌感染，有一定的自愈性。感冒主要症状为发热、流汗、畏寒、头痛、咳嗽、鼻塞流涕、乏力、肢体酸痛、咳痰、咽痛、口干、胸闷、纳呆等。中医认为，感冒的主要病因是体虚、抗病能力弱，当外部邪气乘虚由皮毛、口鼻等进入肺部，就会引发病症。

〈刮拭要点〉

头部	胸腹部	肩背部	上肢
太阳	中府	风门 肺俞	尺泽

〈刮痧取穴〉

太阳：位于耳郭前面，在眉梢和外眼角中点向后一横指的凹陷处。

中府：位于胸前壁的外上方，距前正中线旁开6寸，平第一肋间隙处。

风门：位于背部，在第二胸椎棘突下旁开1.5寸凹陷处。

肺俞：位于背部，在第三胸椎棘突下左右旁开1.5寸处。

尺泽：位于手肘横纹中，在肱二头肌腱桡侧凹陷处。

〈刮拭方法〉

刮拭顺序：先用面刮法刮拭太阳及面部，再用平刮法刮拭两侧中府，然后刮拭背后，从风门刮至肺俞，最后刮拭尺泽及手臂。

刮拭力度：刮拭面部的手法要轻柔，刮拭背部及其他部位可适当用力，直至形成紫色痧斑。

刮拭时间：10分钟。

注意事项：刮痧结束后，再次刮痧需间隔3~6天，痧斑未退之前不宜在原处重复刮拭。

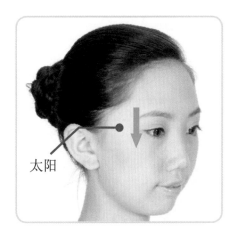

太阳

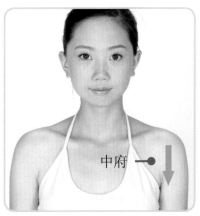

中府

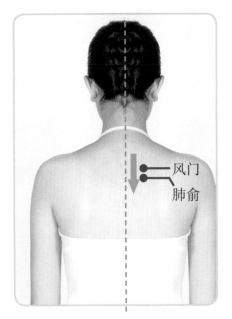
风门
肺俞

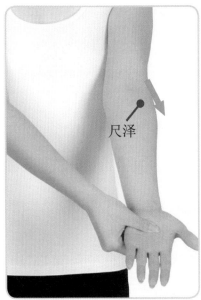
尺泽

〈预防〉

1.注意室内卫生，保持房间内空气流通，坚持每天开窗通风，或者进行室内消毒。

2.防止口腔滋生病菌，坚持每日早晚用淡盐水漱口，定时更换牙刷。

3.饮食以清淡为主，多喝热开水、生姜水和红糖水；少食生冷、寒性食物。

4.保持衣物的清洁，经常洗澡、更换衣物，定期晾晒被褥。

5.不宜近距离接触感冒患者。流感流行期间，减少外出活动。

落枕
——刮拭大椎、天柱穴放松肌肉

　　落枕又称"斜方肌综合征""颈肩部急性纤维组织炎"，是由睡眠时头离开了枕头而引起的以颈项疼痛或活动障碍为主要症状的疾病，多发于青壮年。此病主要发病于晨起后，患者会突然感到颈后部、上背部的一侧疼痛不适，有时两侧都会感到酸痛；严重时，头部会歪向疼痛的一侧而无法转动。中医认为，落枕是因颈部受到外界的风寒湿邪侵袭后，颈部经络痹阻，瘀血阻滞，从而引起颈部肌肉发硬、疼痛和酸胀。

〈刮拭要点〉

头颈部	肩部	背部	下肢
天柱	肩井	大椎 至阳	悬钟

天柱：后发际正中直上0.5寸，正中线旁开1.3寸，在斜方肌外缘凹陷处。

肩井：位于肩部，在大椎与肩峰端连线的中点处。

大椎：位于后颈部，在后正中线的第七颈椎棘突下凹陷处。

至阳：位于人体背部，在后正中线上第七胸椎棘突下凹陷处。

悬钟：位于人体的小腿外侧，在外踝尖上3寸处。

〈刮拭方法〉

刮拭顺序：采用厉刮法刮拭天柱及后颈部，再重点刮拭肩井，然后用面刮法从大椎刮到至阳，最后刮拭悬钟及小腿。

天柱

刮拭力度：刮拭颈部及肩背部以轻柔手法为主，刮拭腿部以重手法为主，直至形成明显痧痕。

刮拭时间：15分钟。

注意事项：刮拭背部时，从上至下采用分段刮拭，对重点穴位要重点刮拭，但不能用重力，以防损伤脊椎。

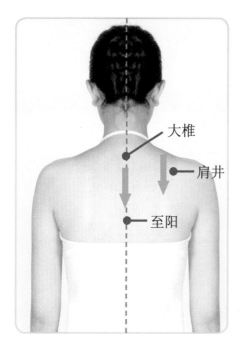

大椎

肩井

至阳

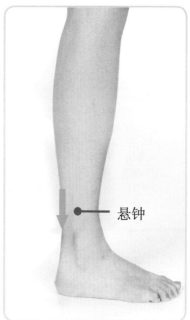

悬钟

〈**预防**〉

　　1.避免颈部受凉，秋冬季节宜穿高领衣服；此外，睡觉时被子应遮盖颈部，炎热天气时不宜将空调或风扇猛吹头颈部。

　　2.选用弹性良好、柔软的枕头，枕头高度适宜，不要过高；枕头中间部位应呈凹形，以保护颈部。

　　3.保持正确的坐姿。避免长时间低头，工作之余适当抬头并活动一下肩颈部。

颈椎病
——刮拭风池、肩井穴祛风散寒

颈椎病是指因颈椎退行性变而引起的骨质增生、颈椎变形、韧带钙化等一系列综合征。颈椎病的症状包括颈肩痛、头晕头痛、身体无力、手指发麻、大小便失控、恶心、呕吐、晕倒、性功能障碍及四肢瘫痪等。中医认为，此病与人体肝、脾、肾有关，当人的筋、骨、皮肉受到损伤后，会导致脏腑、经络、气血失调，而间接诱发此病。

〈刮拭要点〉

头颈部	肩背部	上肢	下肢
风池 肩井	大杼 膈俞	列缺	太溪

〈刮痧取穴〉

风池：位于项部，在枕骨之下、头颈后面大筋的两旁与耳垂平行处。

肩井：位于肩部，在大椎与肩峰端连线的中点处。

大杼：位于背部，在第一胸椎棘突下旁开1.5寸处。

膈俞：位于背部，在第七胸椎棘突下左右旁开1.5寸处。

列缺：位于前臂，在桡骨茎突上方、腕横纹上1.5寸处。

太溪：位于足内侧，在内踝高点与脚跟骨筋腱间的凹陷处。

〈刮拭方法〉

刮拭顺序：采用厉刮法从风池刮至肩井；再用面刮法从大杼刮至膈俞，然后刮拭列缺及前臂，最后刮拭太溪。

刮拭力度：中等力度，以背部出现紫黑色痧痕为度。

刮拭时间：15分钟。

注意事项：在用刮痧疗法治疗颈椎病的同时，也可以根据病情需要配合其他治疗方法，如药物和针灸等，以达到最佳的治疗效果。

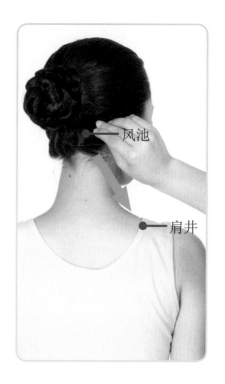

风池

肩井

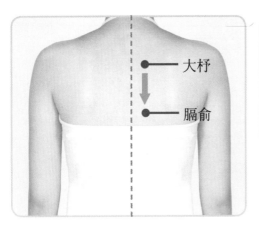

大杼

膈俞

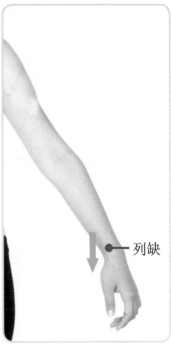

列缺

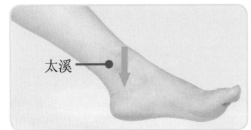

太溪

1.不宜选用高枕，枕头的高度应以颈部略后仰为宜。

2.对颈肩部肌肉加强锻炼，可以适当做一些头部及肢体的拉伸运动。

3.颈肩部要注意保暖，不要让空调等直接吹身体，头颈不可承受太重的物体。

4.乘车时，尽量不要低头睡觉和在车辆刹车时转动颈部。同时，饮酒要适量。

5.多食用可以强壮筋骨的食物，如山萸肉、生地、黑芝麻等。

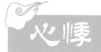

心悸

——刮拭心俞、膻中穴调补心气

心悸是一种自觉心脏跳动加快并伴有心前区不适感或心慌感的病症。心悸主要由一些疾病引起，如冠心病、高血压、心肌炎、贫血、高热、神经衰弱等疾病。其主要症状有心慌、呼吸不畅、心前区疼痛、多汗、发抖和眩晕等。中医认为，此病与人的情志、体质和脾肾有关，平素体质虚弱、心血不足，或忧思过度，都会诱发心悸之症。

〈刮拭要点〉

胸腹部	肩背部	上肢
膻中 巨阙	心俞 膀胱经	间使 神门

膻中：位于胸部，在两乳头连线的中点处。

巨阙：位于上腹部，在前正中线上脐中上6寸处。

心俞：位于背部，在第五胸椎棘突下左右旁开1.5寸处。

间使：位于前臂掌侧，在腕横纹上3寸处。

神门：位于腕部，在腕横纹尺侧的腕屈肌腱桡侧。

〈刮拭方法〉

刮拭顺序：先用面刮法从膻中刮至巨阙，然后用面刮法自上而下刮拭背后膀胱经，重点刮拭心俞，最后刮拭间使和神门。

刮拭力度：用力轻柔，以出现紫黑色痧斑为度。

刮拭时间：10分钟。

注意事项：刮痧部位需涂抹适量刮痧油，且刮拭胸腹部和背部时，中间不宜停顿，刮至出痧为止。

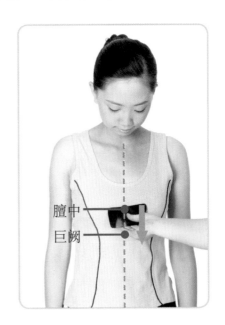

膻中
巨阙

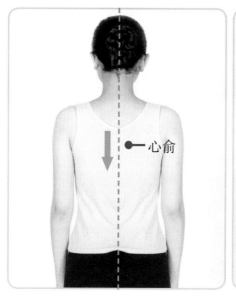
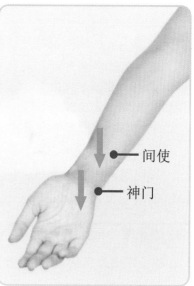

〈预 防〉

1. 多吃营养丰富且易消化吸收的食物，少喝浓茶和咖啡等。

2. 少看或不看气氛紧张的比赛节目或惊恐刺激的电影或电视剧。

3. 避免劳累，减少剧烈运动，少行房事，多进行散步、瑜伽等活动。

4. 学会控制情绪，摆脱暴躁情绪。

5. 抽烟、喝酒应适度，不要滥用感冒药、减肥药或刺激性药物，如安非他命等。

耳鸣
——刮拭听宫、肾俞穴清静耳道

　　耳鸣是一种常见症状，但并不属于疾病范畴。主要是指在无任何外界声源或电刺激的情形下出现的听觉功能紊乱的现象，严重时会引起耳聋。此病主要是由耳部的疾病（外耳道炎）、非耳源性疾病（高血压、糖尿病）、血管性疾病（耳内小血管扩张、血管畸形）及其他一些疾病所引起。此外，过度疲劳、睡眠不足及精神紧张也会诱发耳鸣。耳鸣的主要症状为自觉耳内有异常响声，如蝉鸣声、汽笛声和嗡嗡声等，伴随焦虑、烦躁等。中医认为，鸣为聋之始，聋为鸣之渐，即耳鸣最终会使听力下降，引起耳聋。此病由肝火上炎、风火上扰、痰瘀阻滞所致。

〈刮拭要点〉

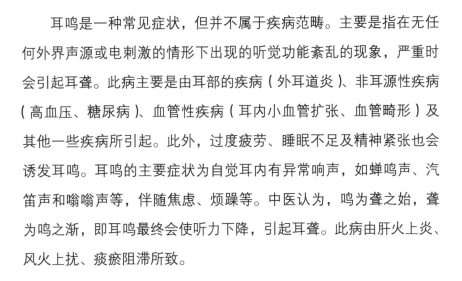

头部	肩背部	胸腹部	上肢
悬颅 听宫	肝俞 肾俞	气海 关元	外关 中渚

〈刮痧取穴〉

悬颅：位于头部，在头维与曲鬓弧形连线的中点处。

听宫：位于面部，在耳屏前，下颌骨髁状突的后方，张口时呈凹陷处。

肝俞：位于背部，在第九胸椎棘突下左右旁开1.5寸处。

肾俞：位于背部，在第二腰椎棘突下左右旁开1.5寸处。

气海：位于下腹部，在前正中线上、脐中下1.5寸处。

关元：位于下腹部，在前正中线上、脐下3寸处。

外关：位于前臂，在阳池与肘尖的连线上、腕背横纹上2寸处。

中渚：位于手背，在小指与无名指根间下方凹陷处。

〈刮拭方法〉

刮拭顺序：先刮拭悬颅至听宫，再自上而下从肝俞刮至肾俞，然后从气海刮至关元，最后刮拭外关和中渚。

刮拭力度：以轻手法为主，背部和手臂可适当出痧。

刮拭时间：15分钟。

注意事项：刮拭面部时，不宜涂抹刮痧油，手法应尽量轻柔、缓慢，同时避免大面积刮拭。

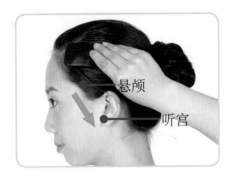

悬颅

听宫

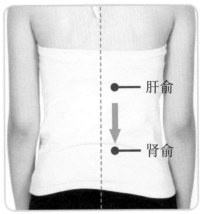

肝俞

肾俞

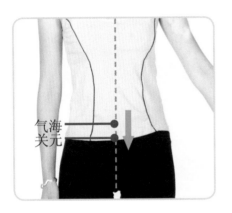

气海
关元

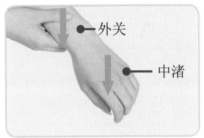

外关

中渚

〈预防〉

1.日常生活中，可以适当多食用一些富含B族维生素、维生素C的蔬菜和水果，如胡萝卜、芹菜等，同时补充高蛋白质、低脂肪的食物，如鲜鱼汤等。

2.降低生活中噪声的危害，在噪声很大的环境下可以戴防噪耳塞，以有效地保护耳膜。

3.沐浴时，注意耳部的防护，不宜让污水或异物进入耳道，可以用棉签清洁耳道积水。

肩周炎
——刮拭肩髃、肩髎穴祛除寒湿

肩周炎又称"漏肩风""锁肩风"，是指肩关节周围肌肉、韧带、肌腱和关节囊等软组织损伤、退变而引起的关节囊和关节周围软组织的一种慢性无菌性炎症。肩周炎的病因主要分为肩部因素和肩外因素，肩部因素包括关节退变、长期过度活动和肩部拉伤后治疗不当等；肩外因素是指由颈椎病和心、肺等疾病引起的肩部牵涉痛。肩周炎的主要症状为肩部有阵发性疼痛、怕冷，劳累后疼痛加剧，重者无法翻身、侧卧。中医认为，肩周炎属于"痹证"的范畴，发病与气血不足、外感风寒及闪挫劳伤有关。

〈刮拭要点〉

头部	肩背部	上肢	下肢
哑门 风池	肩髃 肩髎	外关 前臂	阳陵泉 小腿

〈刮痧取穴〉

哑门：位于后颈部，在后发际正中直上0.5寸处。

风池：位于后颈部，在枕骨之下、两条大筋外侧与耳垂齐平的凹陷处。

肩髃：位于肩部三角肌上，在手臂向前平伸时肩峰前下方出现一凹陷处即是。

肩髎：位于肩部的肩髃后方，手臂外展时，于肩峰后下方出现一凹陷处即是。

外关：位于前臂，在阳池与肘尖的连线上、腕背横纹上2寸处。

阳陵泉：位于膝盖斜下方，在腓骨小头前下方凹陷处。

〈刮拭方法〉

刮拭顺序：先刮拭风池和哑门，再刮拭肩部，自上而下从肩髎刮至肩髃，然后刮前臂外关，最后刮拭阳陵泉及小腿。

刮拭力度：以重手法为主，直至形成紫黑色痧斑。

刮拭时间：15分钟。

注意事项：在刮拭肩背部时，遇到关节部位不可强力重刮，否则会损伤骨骼。

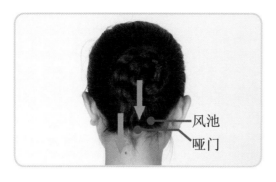
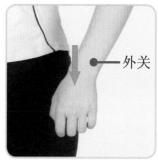

风池
哑门
外关

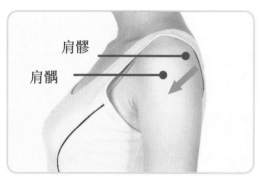
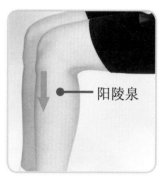

肩髎
肩髃
阳陵泉

⟨预防⟩

1. 注意肩部防寒保暖，不宜长久居住在潮湿场所，以免肩部受寒受风。

2. 加强对肩关节的肌肉锻炼，保持正确的坐姿和手部姿势，尽量使手腕和前臂呈一条直线，避免手腕过度弯曲、紧张。

3. 长时间工作后，适当活动一下颈肩部和手腕。此外，日常生活中注意安全，防止意外损伤。

4. 多吃含钙量高的食物，如牛奶、鸡蛋、骨头汤和豆制品等。

咳嗽
——刮拭大椎、风门穴清肺镇咳

　　咳嗽严格来说并不属于病症的范畴，它是一种人体保护性呼吸反射动作，主要目的是清除呼吸道内的分泌物或异物。咳嗽主要由多种疾病引起，如支气管炎、肺炎和喉癌等。咳嗽发作时，会伴随发热、胸痛、呼吸困难、咽喉水肿、咯血、吐脓痰和耳鸣等症状。中医认为，咳嗽是由外感六淫、内伤肺腑所致。通常咳嗽解释为咳与嗽，咳是指有声无痰，嗽是指有痰无声。病机主要与风寒、风热、燥火、痰湿和体虚有关。

〈刮拭要点〉

胸腹部	肩背部	上肢	下肢
中府 膻中	大椎 风门	尺泽 列缺	丰隆

〈刮痧取穴〉

中府：位于胸前壁外上方，在距前正中线旁开6寸、平第一肋间隙处。

膻中：位于胸部，在两乳头连线的中点处。

大椎：位于颈部下端，在后正中线的第七颈椎棘突下凹陷处。

风门：位于背部，在第二胸椎棘突下旁开1.5寸处。

尺泽：位于手肘横纹中，在肱二头肌腱桡侧凹陷处。

列缺：位于前臂，在桡骨茎突上方、腕横纹上1.5寸处。

丰隆：位于小腿前外侧，在外踝尖上8寸处。

〈刮拭方法〉

刮拭顺序：先刮拭胸腹部，自上而下从中府刮至膻中，再从大椎刮至风门，然后刮拭尺泽和列缺，最后反复刮拭丰隆及小腿。

刮拭力度：以轻柔手法为主，感觉发热或适当出痧即可。

刮拭时间：15分钟。

注意事项：刮拭颈后高骨大椎穴时，手法需格外轻柔，可以用刮板棱角反复缓慢刮拭，出现暗红色痧斑即止。

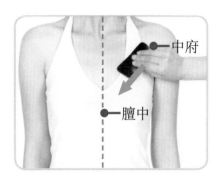

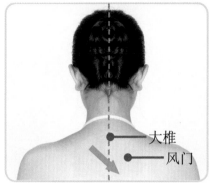

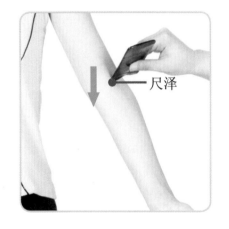

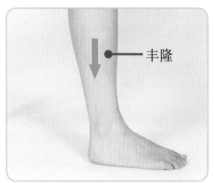

1.居室要保持空气流通；如果有感冒病人，及时做好消毒工作。

2.注意天气变化，及时增添衣物，避免感冒的发生。

3.避免与咳嗽患者近距离接触，更不宜使用患者用过的物品，如水杯等。

4.身体素质较差的人要加强体育锻炼，注射疾病疫苗，减少传染病的发生。

5.饮食以清淡为主，多喝水，少饮酒，戒烟。

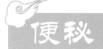

便秘
——刮拭大肠俞、小肠俞穴清理肠道

便秘是临床上常见的一种复杂症状，主要是指排便困难。它由肠道病变、全身性病变、神经系统病变和药物引起；此外，过多服用止痛剂和抗抑郁剂等药物以及精神紧张、老年体弱等，也会造成便秘。便秘的主要症状有排便次数减少且排便不畅、大便干硬，伴有腹痛、失眠、烦躁。中医认为，便秘由燥热内结、气机郁滞、津液不足和脾肾虚寒所致。

〈刮拭要点〉

头部	后背部	上肢	下肢
迎香	大肠俞 小肠俞	支沟 商阳	上巨虚

迎香：位于面部鼻唇沟中，在鼻翼外缘中点旁开约0.5寸处。

大肠俞：位于腰部，在第四腰椎棘突下左右旁开1.5寸处。

小肠俞：位于骶部，在第一腰椎左右二指宽处，与第一骶后孔齐平。

支沟：位于手臂，在手背腕横纹上3寸处。

商阳：位于食指尖端桡侧，在距指甲角0.1寸处。

上巨虚：位于小腿前外侧，在犊鼻下6寸处。

〈刮拭方法〉

刮拭顺序：先采用平面按揉法刮拭鼻翼两侧迎香穴，再用面刮法从上至下刮拭大肠俞和小肠俞，然后重点刮拭支沟和商阳，最后刮拭上巨虚及小腿。

刮拭力度：刮拭面部以轻手法为主，避免出痧；刮拭其余部位以重手法为主，直至出痧斑。

刮拭时间：15分钟。

注意事项：刮拭食指商阳穴时，可以用刮痧板的凹槽进行刮拭。

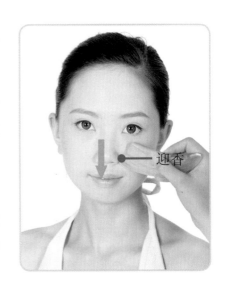

迎香

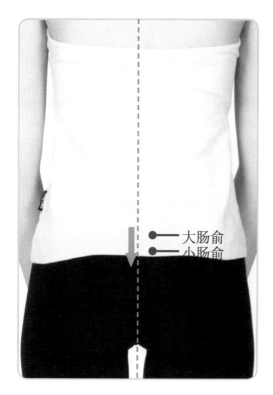
大肠俞
小肠俞

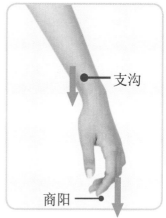
支沟
商阳

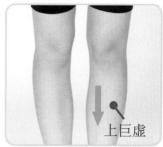
上巨虚

〈 **预防** 〉

1.晨起空腹喝杯淡盐水或白开水，以促进肠胃功能。同时，要按时吃早饭，以刺激胃肠蠕动。

2.适当运动，可跑步、练气功、打太极拳等，以加速体内新陈代谢。

3.对过敏性结肠炎、结肠肿瘤、糖尿病和子宫肌瘤等病要及时治疗，这些疾病都会引起便秘。

4.多吃富含纤维的蔬菜，如韭菜、芹菜等，多吃粗粮、豆类和蜂蜜等食物。

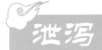

泄泻
——刮拭中脘、天枢穴止泻去痛

泄泻又称腹泻，是指排便次数超过日常习惯，且粪质稀薄兼含有未消化食物或脓血黏液等的一种病症。多种因素都能引起腹泻，如进食过多或进食不易消化的食物，食用不干净的食物，或患有慢性细菌性疾病和肠结核等病症。腹泻的主要症状为大便次数增多、粪便气味酸臭、质稀含脓血，伴有腹痛感和肛门灼痛感，有时也会伴随呕吐、发热、腹胀、血便、食欲差等症状。中医认为，腹泻病位在脾胃和大小肠，与感受外邪、饮食不节、七情不和、脏腑虚弱、脾胃失常等有关。

〈刮 拭 要 点〉

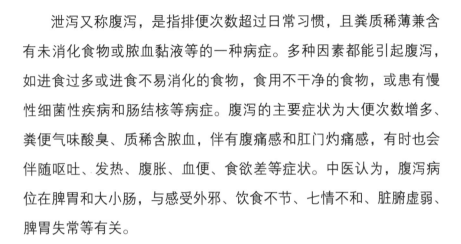

胸腹部	肩背部	下肢
中脘 天枢	脾俞 大肠俞	上巨虚 公孙

⟨刮痧取穴⟩

中脘：位于腹部，在脐上4寸的前正中线上。

天枢：位于腹部，在肚脐两侧2寸处。

脾俞：位于人体背部，在第十一胸椎棘突下左右旁开1.5寸处。

大肠俞：位于腰部，在第四腰椎棘突下左右旁开1.5寸处。

上巨虚：位于小腿前外侧，在犊鼻下6寸处。

公孙：位于足内侧缘，在第一跖骨基底部的前下方赤白肉交

接处。

⟨刮拭方法⟩

刮拭顺序：先采用面刮法从中脘刮至天枢，再采用同样的方法
自上而下刮拭背部，从脾俞刮至
大肠俞，然后刮拭上巨虚及小腿，
最后用平面按揉法单独刮拭公孙。

刮拭力度：力度中等，其中
刮拭足部公孙穴时应轻柔、缓慢。

刮拭时间：10分钟。

注意事项：如果病情严重，
可以对小腿几个穴位做重点刮拭，
如足三里和阳陵泉。

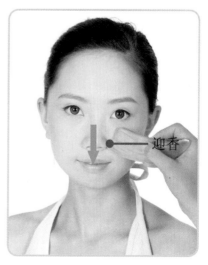

迎香

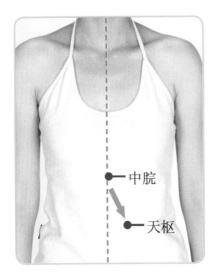

中脘

天枢

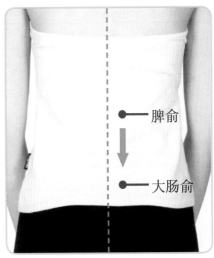

脾俞

大肠俞

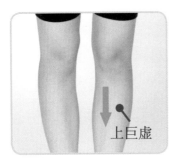

上巨虚

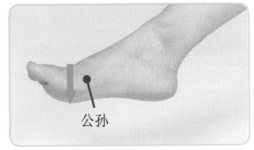

公孙

〈预防〉

1.注意饮食卫生，禁食腐败变质和不洁的食物，水果及蔬菜一定要洗净再食用；此外，不宜喝生水和食用未煮熟食物。

2.注意餐具卫生，定期对餐具进行消毒。

3.注意个人卫生，饭前便后要用香皂彻底清洁手部。

4.多吃高蛋白质和高能量的食物，少食油炸及肥腻食物。

痔疮
——刮拭长强、孔最穴疏散热结

痔疮多发于成年人，是指肛门直肠底部及肛门黏膜的静脉丛发生曲张而形成一个或多个柔软的静脉团的一种慢性疾病。诱发痔疮的原因很多，包括习惯性便秘、饮食习惯、排便习惯、运动不足、长期站立、生活环境和遗传等。痔疮的主要症状为大便出血，伴有轻微刺痛、灼痛，直肠坠痛、肛门溢流分泌物、瘙痒等，严重者可诱发湿疹和贫血等疾病。中医认为，痔疮的发病与人体阴阳失调、外感六淫、饮食不节、月经失调、房事过度、脏腑虚弱有关。

〈刮拭要点〉

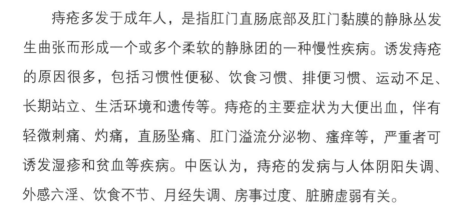

下腹部	肩背部	上肢	下肢
中级 曲骨	次髎 长强	下廉 孔最	承山

中极：位于腹部，在脐下4寸处。

曲骨：位于下腹部，在耻骨联合上缘的中点处。

次髎：位于骶部，在髂后上棘内下方、第二骶后孔处。

长强：位于后背正下方，在尾骨端与肛门连线的中点处。

下廉：位于前臂背面桡侧，在肘横纹下4寸处。

孔最：位于前臂掌面桡侧，在腕横纹上7寸处。

承山：位于小腿后侧正中，在腓肠肌肌腹下尖角凹陷处。

〈刮拭方法〉

刮拭顺序：先采用面刮法刮拭中级和曲骨，再刮拭次髎和长强，然后自上而下刮拭前臂，从下廉刮至孔最，最后刮拭承山。

刮拭力度：力度中等，出现轻微痧斑为止。

刮拭时间：15分钟。

注意事项：痔疮严重者，还可配合长强等穴位，同时刮拭头部百会，可有效治疗痔疮。

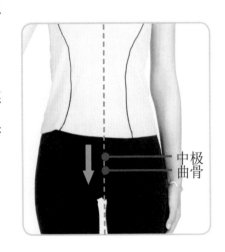

中极
曲骨

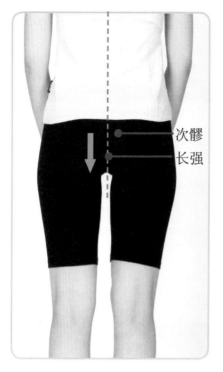

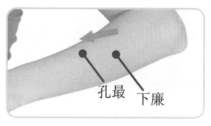

次髎

长强

孔最　下廉

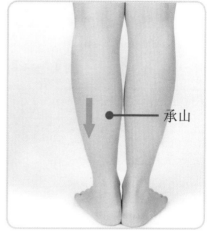

承山

〈预防〉

1. 多摄入水分充足和纤维素丰富的食物，此外，也可以适当吃些辛辣刺激性食物，以刺激肠胃消化。

2. 保持肛门周围清洁，便后用温水或中药液熏洗肛门。

3. 排便时切忌看书或看手机，因为会造成排便时间过长、腹部压力过大、静脉血液流通不畅，从而引起痔疮。每日要及时排便，一日最少排便一次。

4. 不要久坐、久站，适当运动，以促进肛门血液流通。

5. 痔疮引发疼痛时，不宜服用阿司匹林等止痛药。这类药物会加重出血症状。

腰椎间盘突出
——刮拭命门、肾俞穴循经通络

腰椎间盘突出症俗称腰腿痛，是指椎间盘破裂后髓核突出压迫神经根，而导致腰部及一侧下肢或双下肢麻木、疼痛等一系列临床症状。病因包括腰椎间盘的退行性改变、外力损伤、遗传因素、增加腹压、腰姿不正、突然负重、妊娠、受寒和受潮等。腰椎间盘突出的主要症状为腰、臀部、下肢及足部疼痛，肢体麻木，行走不便，肢体发凉，大小便失禁，性功能障碍等。中医认为，腰椎间盘突出属于"痹证"范畴，与肾经亏损、劳损外伤、情志不畅等有关。

〈刮拭要点〉

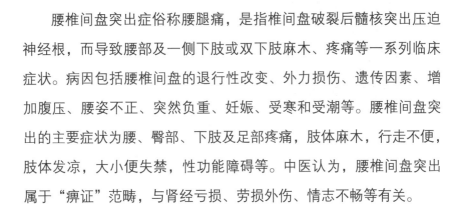

腰背部	大腿	小腿
命门 肾俞	承扶 殷门	委中 承山

〈刮痧取穴〉

命门：位于腰背部的后正中线上，在第二腰椎棘突下凹陷处。

肾俞：位于腰背部，第二腰椎棘突下左右旁开1.5寸处。

承扶：位于大腿后侧，在臀下横纹的正中处。

殷门：位于大腿后侧，在承扶与委中的连线上、承扶下6寸处。

委中：位于膝后，在腘窝正中处。

承山：位于小腿后侧正中，在腓肠肌肌腹下尖角凹陷处。

〈刮拭方法〉

刮拭顺序：先用平刮法沿命门向左右两侧肾俞进行刮拭，再刮拭大腿，自上而下采用面刮法从承扶刮至殷门，然后用拍打法拍打委中，最后刮拭承山。

刮拭力度：力度适中，感觉有轻微痛感为宜。

刮拭时间：10分钟。

注意事项：刮拭腰部及臀部时，因为属于病变部位，刮拭手法不宜过重，否则会加重患处的水肿症状。

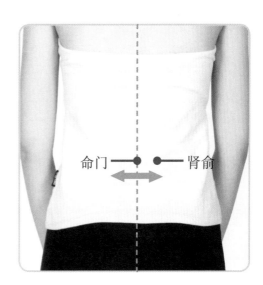

命门 —— 肾俞

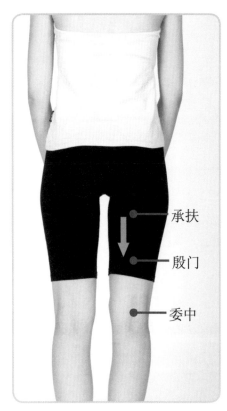

承扶

殷门

委中

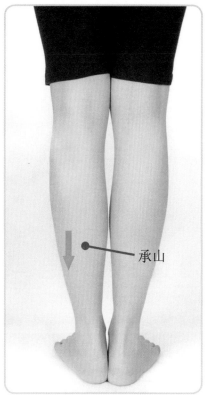

承山

<预 防>

1.注意腰间御寒保暖，不要在空调下长时间冷吹。

2.多喝牛奶，多吃虾皮、海带、芝麻酱、豆制品等含钙丰富的食品。

3.避免长久弯腰，以减少对腰椎间盘后方的压力。

4.保持正确的坐姿，应挺起胸部，使腰部平直。不正确的坐姿很容易造成椎间盘受力不均匀，诱发腰椎间盘突出症。

坐骨神经痛
——刮拭环跳、殷门穴放松神经

坐骨神经痛常发病于青壮年男性，是指坐骨神经发生病变而导致坐骨神经分布区部位发生疼痛。此病是由邻近病变的压迫或刺激所引起，如腰椎结核、盆腔内肿瘤、妊娠子宫压迫、髋关节炎、臀部外伤和糖尿病等症。坐骨神经痛的主要症状为腰部、臀部、小腿及足部疼痛，疼痛呈持续性，且多在夜间发作。中医认为，坐骨神经痛属于"腰股痛""腰腿痛""腰痛""筋痹"等范畴，病因主要有内外两种，即肝肾不足致气血两虚和寒湿邪气入侵。

〈刮拭要点〉

腰背部	臀部	大腿
夹脊 气海俞	秩边 环跳	殷门

⟨刮痧取穴⟩

夹脊：总共34个穴位，位于腰背部，在第一胸椎至第五腰椎棘突下两侧、后正中线旁开0.5寸处。

气海俞：位于第三腰椎棘突下左右旁开1.5寸处。

秩边：位于臀部，在平第四骶后孔、骶正中嵴旁开3寸处。

环跳：位于臀部外侧1/3凹陷处，在股骨大转子高点与骶管裂孔连线外的1/3与内2/3交点处。

殷门：位于大腿后侧，在承扶穴与委中穴的连线上，在承扶穴下6寸处。

⟨刮拭方法⟩

刮拭顺序：先沿着后正中线，从内向外刮拭背腰部，重点刮拭夹脊和气海俞，然后刮拭秩边和环跳，最后刮拭殷门及大腿。

刮拭力度：力度适中，以出现轻微暗红色痧斑为度。

刮拭时间：15分钟。

注意事项：如果患者疼痛剧烈，可适当加快刮拭速度和力度。此外，刮拭到骨关节部位时，需缓慢刮拭。

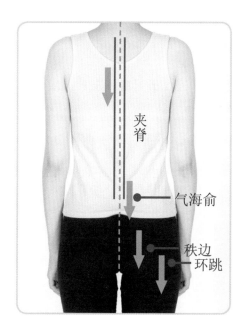

夹脊

气海俞

秩边
环跳

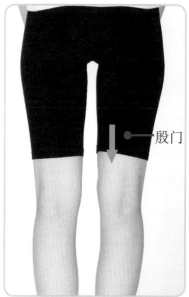

殷门

〈预 防〉

　　1.风寒湿邪会阻滞气血，诱发坐骨神经痛，所以，应注意防止受寒受湿，不宜久坐或躺卧潮湿地面。此外，运动后应及时换下汗湿衣服，且不可立即洗澡，以防身体受凉、受风。

　　2.注意锻炼身体，可以进行退后走和游泳等运动，以强化后背肌肉。

　　3.选择硬度适中的床垫，床垫太软或太硬都会对背部颈椎造成影响；此外，枕头高度要适中，不要让颈部过度上扬。

　　4.注意饮食，少吃油腻食物，戒除烟酒，增强身体免疫力。

三叉神经痛
——刮拭阳白、攒竹穴调和气血

三叉神经痛是一种治愈性较难的神经外科疾病，主要指在面部三叉神经分布区内反复发作的阵发性剧烈神经痛。病因复杂，主要是由于三叉神经根受压或髓鞘崩解引起的相邻神经纤维之间伪突触形成所致。本病发作时面部出现剧烈的疼痛，说话和刷牙时都会感到阵阵疼痛，疼痛会持续数秒或数分钟；病症严重者还会出现面部抽搐、头晕目眩、失眠健忘、流泪和手脚无力等症状。中医把三叉神经痛称为"脸痛"，认为其属于"面痛""头痛"范畴，主要由外感风寒、肝火郁结、胃火上攻、脾胃气虚、经脉闭阻、血气痹阻所致。

〈刮拭要点〉

头部	上肢	下肢
阳白 攒竹	阳谷 后溪	侠溪

阳白：位于面部，在瞳孔直上方、眉毛上缘约1寸处。

攒竹：位于面部，在眉头凹陷、目内眦直上方。

阳谷：位于手腕尺侧，在尺骨茎突与三角骨之间的凹陷处。

后溪：位于手部，在第五指掌关节后尺侧的掌横纹头赤白肉际处。

侠溪：位于足背外侧，在第四、五趾间的趾蹼缘后方赤白肉际处。

〈刮拭方法〉

刮拭顺序：先刮拭阳白和攒竹，再刮拭阳谷和后溪，最后刮拭侠溪及足部。

刮拭力度：手法应轻柔缓慢，面部刮拭不宜刮出痧斑。

刮拭时间：10分钟。

注意事项：刮拭面部时，不需涂抹刮痧油，且宜用刮板角部进行刮拭。

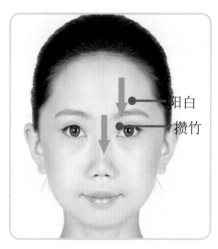

阳白
攒竹

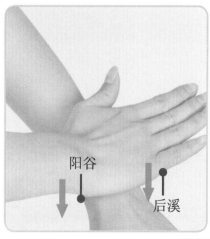

阳谷
后溪

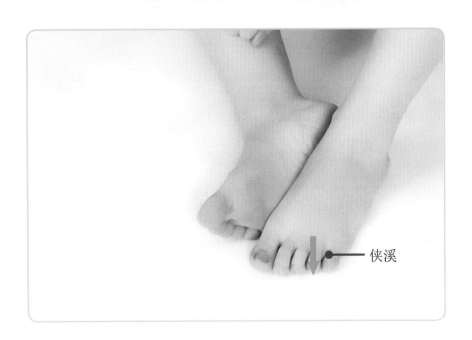

侠溪

〈预防〉

1.饮食宜清淡。多食富含维生素和清火解毒的食物；少食油炸、刺激性、过酸过甜、热性、寒性以及海鲜类食物。

2.吃饭、刷牙和洗脸时，动作应尽量轻柔。此外，日常注意面部的御寒保暖，不宜用冷水洗脸。

3.保持情绪稳定，适时舒缓激动、紧张和急躁等不良情绪，积极培养乐观情绪。

4.保持居室空气流通，同时避免熬夜，保证充足的睡眠。

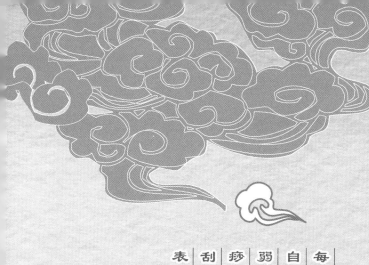

第六章 小儿疾病刮痧法

每个宝宝都是父母的心头肉，父母也都希望自己的宝贝能够健康成长。但小儿素体虚弱，容易感染各种风湿寒毒，引发病症。刮痧为父母提供了简单易学的治病疗法。通过刮痧，能有效地为孩子驱风散寒、清热解表、扶正祛邪、治愈疾病。

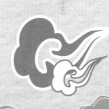

小儿厌食症
——刮拭脾俞、胃俞穴胃口大开

　　小儿厌食症是一种儿科常见病，主要见于 3～6 岁小儿，是指小儿较长时间食欲减退、厌恶进食和食量减少等为主的消化功能紊乱综合征。此病的发生主要由某些慢性病所引起，如消化性溃疡、慢性肝炎、消化不良及长期便秘等。此外，不良的饮食习惯、较差的就餐环境及孩子的心理因素均会引起厌食症。此病主要症状有恶心、呕吐、食欲不振、面色无华、腹泻、腹胀、大便不调、便血等。中医把厌食称为"纳呆"，分为虚、实两种，主要由脾胃素虚、喂养不当、饮食不节而伤及脾胃所致。

〈刮拭要点〉

胸腹部	肩背部	下肢
中脘 天枢	脾俞 胃俞	足三里

〈刮痧取穴〉

中脘：位于腹部，在脐上4寸的前正中线上。

天枢：位于腹部，在肚脐两侧2寸处。

脾俞：位于背部，在第十一胸椎棘突下左右旁开1.5寸处。

胃俞：位于背部，在第十二胸椎棘突下左右旁开1.5寸处。

足三里：位于小腿前外侧，在外膝眼下四横指、胫骨外缘一横指处。

〈刮拭方法〉

刮拭顺序：先用面刮法从中脘刮至天枢，然后自上而下刮拭背部，从脾俞刮至胃俞，最后刮拭足三里及小腿。

刮拭力度：力度中等，以形成紫色痧斑为度。

时间：10分钟。

注意事项：刮痧之前，需在刮拭部位涂抹刮痧油。此外，背后刮拭应避开颈椎，缓慢轻柔刮拭。

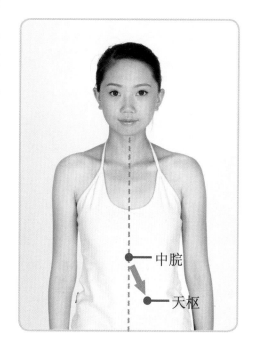

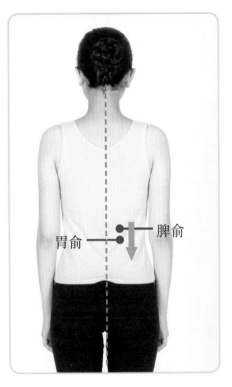

胃俞 —

脾俞

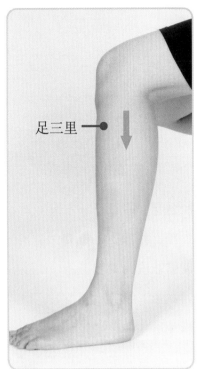

足三里 —

〈预防〉

1. 孩子的进餐要定时定量，同时注意饮食卫生和营养均衡，戒除孩子挑食的习惯，讲究荤素搭配，多吃粗粮和蔬菜。

2. 保持进餐的愉快氛围，不要逼迫孩子进食，也不宜纵容孩子吃零食的习惯。

3. 不要给孩子乱服补药，吃药要遵从医生的指导。

4. 适当让孩子做运动，如学习游泳等，以此激发孩子的食欲。

小儿惊风

——刮拭人中、阳陵泉穴镇惊熄风

　　小儿惊风又称"小儿惊厥"或"抽风"，它是小儿时期常见的一种急症，多见于6岁以下儿童。此病主要由一些疾病所引起，如低血糖、脑膜炎、癫痫、脑寄生虫病、中毒、脑瘤等。此病发作时，常常表现为神志不清、四肢抽搐、口噤、眼睛上翻、面色潮红、口吐白沫、呼吸不规则等，严重时可导致昏厥。中医认为，惊风主要由外感六淫疫毒之邪、暴受惊恐、痰热积滞等所致。

〈刮拭要点〉

头部	肩背部	上肢	下肢
人中 印堂	大杼 风门	太渊 中冲	阳陵泉

⟨刮痧取穴⟩

人中：位于面部，在人中沟的上1/3与下2/3交点处。

印堂：位于前额部，在两眉头连线中点，即与前正中线交叉处。

大杼：位于背部，在第一胸椎棘突下旁开1.5寸处。

风门：位于背部，在第二胸椎棘突下旁开1.5寸处。

太渊：位于手腕桡侧桡动脉的桡侧凹陷中。

中冲：位于手部，在中指指甲尖端向内的正中处。

阳陵泉：位于小腿外侧，在膝下1寸、腓骨小头前下方凹陷处。

⟨刮拭方法⟩

刮拭顺序：先用点按法刮拭人中，再刮拭印堂，然后用面刮法从大杼刮至风门，再刮拭太渊和中冲，最后刮拭阳陵泉及小腿。

刮拭力度：以轻柔手法为主，其中面部不出痧，其余以出痧为度。

刮拭时间：15分钟。

注意事项：刮拭过程中，不宜让小儿肌肤裸露过久，以防受凉加重病情。

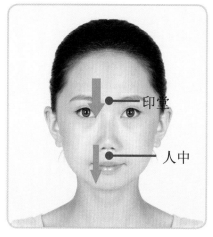

印堂

人中

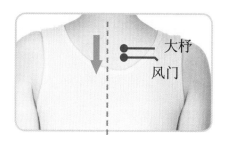

大杼

风门

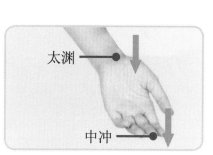

太渊

中冲

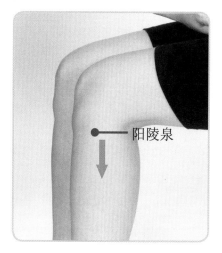

阳陵泉

〈预防〉

1. 注意孩子的饮食，补充营养。此外，可以让孩子适当进行一些户外活动，以增强身体抗病能力，但要注意安全，特别要预防孩子从高处摔下。

2. 要及时为孩子添减衣服，预防感冒等疾病的发生。

3. 为孩子退热时，应以温水擦洗，主要擦洗小儿的手心、足心、腋下、腘窝等部位。

4. 小儿发生惊风时，不要惊慌。应先把小儿平放在床上或地板上，让头部偏向一侧，解开衣领，使其保持呼吸顺畅。

小儿高热
——刮拭曲池、风门穴退热消炎

　　小儿高热是指腋温及体温超过正常体温的症状，通常小儿的正常腋温为 36~37℃。当腋温超过 37.4℃，则被定为发热；37.5~38℃为低热，38.1~39℃则为高热。小儿高热主要由感染性疾病、非感染性疾病（暑热症、颅内损伤、癫痫）和变态反应（过敏）等所引起。其主要症状为两眼上翻、斜视、食欲不振、咳嗽、打喷嚏、四肢抽动、神志不清、皮肤苍白无汗、大小便失禁等。中医认为，此病是由外感邪毒、内伤七情、劳倦过度、饮食失调造成脏腑功能失调，引发高热。

〈刮拭要点〉

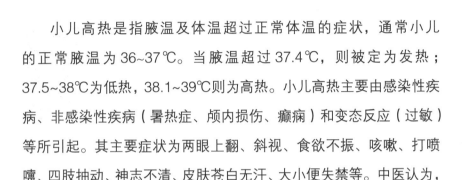

头部	肩背部	上肢	下肢
印堂	风门	曲池 合谷	复溜

〈刮痧取穴〉

印堂：位于前额部，在两眉头连线中点，即与前正中线交叉处。

风门：位于背部，在第二胸椎棘突下旁开1.5寸凹陷处。

曲池：位于肘横纹外侧端，在肱骨外上髁内缘凹陷处。

合谷：位于大拇指和食指的虎口间，将拇指和食指张成45度角，位于两指延长线的交点处。

复溜：位于小腿内侧、太溪直上2寸处。

〈刮拭方法〉

刮拭顺序：先用垂直按揉法刮拭面部印堂，再刮拭风门及背部，然后刮拭曲池、前臂及合谷，最后刮复溜及小腿。

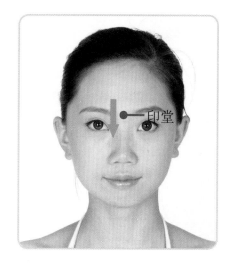

刮拭力度：力度中等，除面部以外部位均以出现深紫色痧斑为度。

刮拭时间：10分钟。

注意事项：刮拭过程中，如果小儿连续高热、精神不振，可适当配合静脉补液进行刮拭。

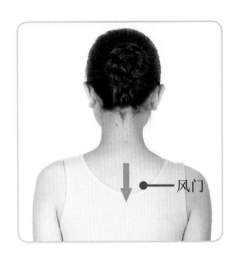

风门

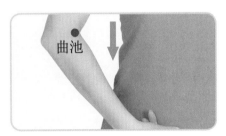

曲池

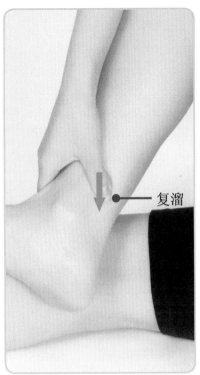

复溜

<預 防>

1.传染病流行时，应及时给小儿注射防病疫苗。

2.保持居室空气流通，同时小儿衣服应以凉爽透气为宜，不宜用被子等长久包裹小儿。

3.让小儿参加户外活动，锻炼身体素质。

4.小儿体温超过38℃时，应立即就医诊治。

小儿疳积
——刮拭脾俞、胃俞穴补养脾胃

　　小儿疳积又称营养不良症，属于儿科四大证之一，多见于1~5岁儿童。小儿疳积是由于喂养不当或疾病影响，使脾胃受损而引起的慢性营养缺乏症。其中哺食过早、食用甘肥、过食生冷都会导致疳积。此病的主要症状有身体羸瘦、面黄肌瘦、烦躁、低热、反复啼哭、食欲不振、呕吐、腹胀、腹痛、小便短黄、大便酸臭、头发稀疏、疲乏无力等。中医认为，此病属于"疳积"范畴，主要是由过食肥甘生冷损伤肠胃而形成积滞所致。

〈刮拭要点〉

后背部	胸腹部	上肢	下肢
脾俞 胃俞	章门 气海	鱼际 四缝	足三里

脾俞：位于背部，在第十一胸椎棘突下左右旁开1.5寸处。

胃俞：位于背部，在第十二胸椎棘突下左右旁开1.5寸处。

章门：位于腹部，在第十一肋骨端的下方。

气海：位于下腹部，在前正中线上、脐中下1.5寸处。

鱼际：位于手外侧，在第一掌骨桡侧中点赤白肉际处。

四缝：总共四穴，位于除大拇指外的其余四指上，在四个手指的第一、二节横纹中点处。

足三里：位于小腿前外侧，在外膝眼下4横指、胫骨外缘1横指处。

〈刮拭方法〉

刮拭顺序：先用面刮法从脾俞刮至胃俞，再刮腹胁部章门和气海，然后刮拭鱼际和四缝，最后刮足三里及小腿。

刮拭力度：力度适中，不宜过重，以皮肤发红、皮下出现紫色痧斑为度。

刮拭时间：15分钟。

注意事项：刮拭背部穴位时，从上至下进行一次到位刮拭，中间不要停顿。

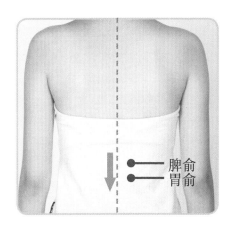
脾俞
胃俞

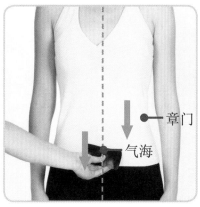
章门
气海

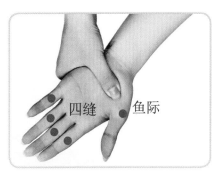
四缝　鱼际

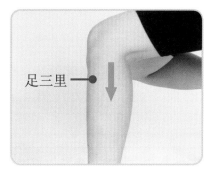
足三里

⟨预防⟩

　　1.小儿的早期喂养应注意营养的搭配，培养小儿不偏食的良好饮食习惯。

　　2.以母乳喂养为主，不宜长久断奶。

　　3.保持室内空气流通，常带孩子进行户外活动，呼吸新鲜空气。

　　4.一旦小儿患有菌痢、腹泻等病症，需及时治疗。

小儿腹泻
——刮拭章门、脾俞穴止泻镇痛

　　小儿腹泻又称小儿消化不良，多见于2岁以下婴幼儿，是指排便次数超过日常习惯，且粪质稀薄兼含有未消化食物或脓血黏液等的一种病症。夏秋是腹泻的高发季节，其主要由进食不当、饮食过度、食物中毒、肠道疾病及细菌感染等引起。腹泻的主要症状为大便次数增多、粪便气味酸臭且稀含脓血，伴有腹痛感和肛门灼痛感，有时也会伴随食欲不振、呕吐、发热、腹胀、血便等症状。中医认为，腹泻与感受外邪、脾胃虚弱等有关。

〈刮拭要点〉

腹部	背部	下肢
水分 章门	脾俞 大肠俞	足三里 内庭

水分：位于腹部，在正中线上、脐上1寸处。

章门：位于腹部，在第十一肋骨端的下方。

脾俞：位于背部，在第十一胸椎棘突下左右旁开1.5寸处。

大肠俞：位于腰部，在第四腰椎棘突下左右旁开1.5寸处。

足三里：位于小腿前外侧，在外膝眼下4横指、胫骨外缘1横指处。

内庭：位于足背，在第二、三趾缝间的凹陷处。

〈刮拭方法〉

刮拭顺序：先沿正中线从里向外刮拭水分及章门，再从上至下刮拭脾俞至大肠俞，最后刮拭足三里和内庭。

刮拭力度：以轻柔手法为主，出痧为度。

刮拭时间：10分钟。

注意事项：刮痧疗法之外，也可配合推拿、热熨腹部等方法进行治疗。

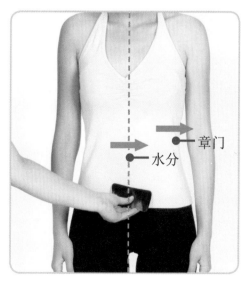

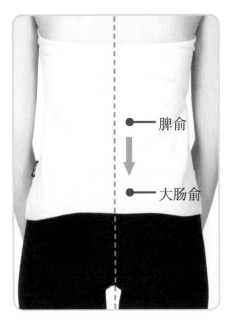
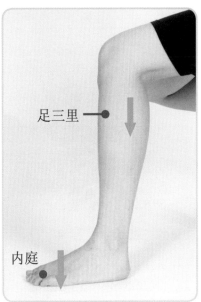

脾俞

大肠俞

足三里

内庭

　　1.严格注意孩子的饮食卫生，切忌食用腐败变质和不洁的食物。此外，海产品和豆制品一定要煮熟、煮透后再食用。

　　2.注意孩子的腹部保暖，腹部受凉容易引起肠胃不适。

　　3.定期对孩子的尿布和衣物等进行消毒；此外，培养孩子良好的卫生习惯，如饭前便后及时洗手等。

　　4.孩子腹部感到不适时，可以给孩子吃些易消化的食物，如米汤等。

小儿遗尿

——刮拭中极、关元穴补益肾气

小儿遗尿俗称尿床，是指小儿在睡眠中不自觉的排尿行为。多见于3岁以上的儿童，且男孩普遍多于女孩。此病的发生与多种因素有关，如遗传、精神、环境和疾病等，当小儿大脑发育不全或患有蛲虫症时，就容易诱发遗尿症状。遗尿症状轻者每日一次，重者每夜一次或数次，同时伴随面色苍白和精神萎靡等症状。中医认为，遗尿与肾气不足、下元虚寒、体质虚弱、脾肺气虚等有关。

〈刮拭要点〉

肩背部	胸腹部	上肢	下肢
肾俞 大肠俞	关元 中极	神门	三阴交

肾俞：位于人体腰部，在第二腰椎棘突下左右旁开1.5寸处。

大肠俞：位于腰部，在第四腰椎棘突下左右旁开1.5寸处。

关元：位于下腹部，在前正中线上、脐下3寸处。

中极：位于腹部，在脐下4寸处。

神门：位于腕部尺侧端，在尺侧腕屈肌腱的桡侧凹陷处。

三阴交：位于小腿内侧，在足内踝尖上3寸、胫骨内侧缘后方。

〈刮拭方法〉

刮拭顺序：先用面刮法从肾俞刮至大肠俞，再刮拭腹部关元至中极，然后刮拭神门及前臂，最后刮三阴交及小腿。

刮拭力度：背部和小腿以重刮为主，腹部和前臂不宜重刮，刮至皮肤发红、出现紫色痧痕为止。

刮拭时间：15分钟。

注意事项：刮拭腹部时，可以自上而下来回刮动，但力度不可过重，以孩子能承受为度。

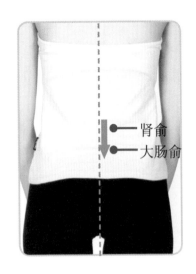

肾俞
大肠俞

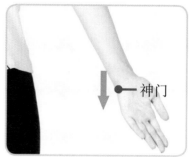

神门

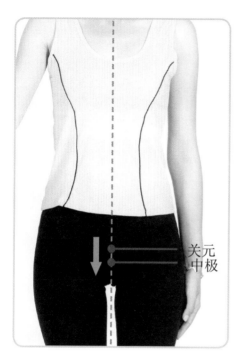

关元
中极

1. 晚饭时不宜给孩子吃过咸、过甜的饮食，以免引起口渴；晚饭后应禁止孩子吃流质食物，并减少孩子喝水的次数。

2. 培养孩子合理的作息习惯，早睡早起；为了防止孩子遗尿，家长可以在其入睡3小时后，叫醒孩子排尿一次，以预防尿床。

3. 孩子入睡前，不宜让孩子观看惊险、恐怖或刺激的电视节目，一旦精神处于兴奋状态，就容易引起尿床。

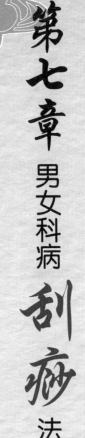

第七章 男女科病 刮痧法

男女科病困扰着各类男女，女性因为更年期而心烦气躁，男性因为阳痿而萎靡不振，从而影响家庭的幸福和谐。刮痧疗法通过仔细分析中医病机，对症肝肾、子宫，刮拭相应反应穴位，最终达到调和气血、凝气安神、补肾养肝、壮阳生精等功效。

痛经
——刮拭中极、次髎穴益气补血

痛经是一种常见的妇科疾病，主要指妇女在经期前后腹部及其他部位发生疼痛或感到不适的症状。其主要由女性内分泌紊乱和子宫颈口狭窄所引起，根据病因不同，可分为原发性痛经和继发性痛经两种。痛经的主要症状为腹部绞痛、腰背部疼痛，疼痛持续几日之久，伴随面色发白、手脚冰凉、四肢无力、冒冷汗、恶心、呕吐、腹泻和便秘等症。中医认为，痛经主要由气血运行不畅所致，月经时的经血会随体内精气运行，气顺则血和，气行则血行，如若气血运行不畅，就会引起痛经。

〈刮拭要点〉

腰腹部	臀部	下肢
期门 中极	次髎	血海 三阴交

期门：位于胸部乳头正下方，在第六肋间隙、前正中线旁开4寸处。

中极：位于腹部，在脐下4寸处。

次髎：位于髂后上棘下与后正中线之间，适对第二骶后孔中。

血海：位于大腿内侧，在髌底上端2寸处。

三阴交：位于小腿内侧，在足内踝尖上3寸，胫骨内侧缘后方。

〈刮拭方法〉

刮拭顺序：先用面刮法自上而下刮拭腹部，从期门刮至中极，然后刮拭次髎，最后刮拭血海至三阴交。

刮拭力度：以轻柔手法为主，产生微热感为宜。

刮拭时间：10分钟。

注意事项：痛经刮痧不宜在痛经时进行，最佳时间为月经期之前1周，对于预防和减轻痛经也卓有疗效。

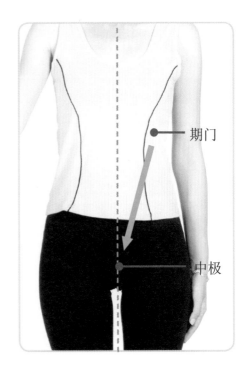

期门

中极

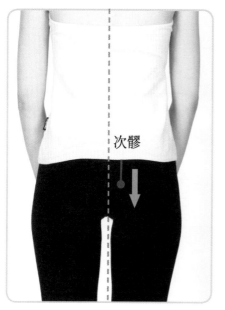

次髎

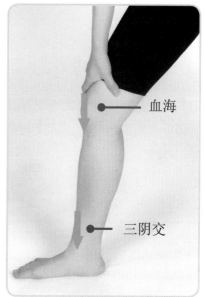

血海

三阴交

〈预防〉

　　1.经期时，应勤换卫生巾及内裤，同时勤用温水清洗外阴。

　　2.经期饮食应以清淡为主，禁食生冷、油腻和辛辣食物，适当喝一些红糖水，多食酸菜、蜂蜜、芹菜等食物。

　　3.经期应避免受凉，不要接触冷水；轻微疼痛时，可以用热水袋热敷下腹，剧烈疼痛时，可适当服用止痛药。

　　4.经期不要提重物和剧烈运动，应注意休息。

　　5.避免情绪紧张，不宜观看惊险刺激的电影。

闭经
——刮拭肩井、膏肓穴气血通畅

闭经是一种妇科常见症状，主要是指 18 岁以上的妇女不来月经的现象。可分为原发性闭经和继发性闭经两种，继发性闭经是指建立月经周期后，连续 3 个月不来月经的情况。造成闭经的因素有很多种，如遗传、子宫发育异常、贫血、内分泌、肿瘤、慢性肾炎、甲状腺等。此外，一些精神因素也会引起闭经，如惊恐、紧张、疲倦和环境的突然变化等。中医学把本病称为"经闭"，闭经的病因分为虚实两种，主要表现为血枯与血隔。虚者多因先天不足或后天损伤而致无血可下；实者多因邪气阻滞而致血隔。

〈刮拭要点〉

胸腹部	肩背部	下肢
气海 关元	肩井 膏肓	血海 三阴交

气海：位于下腹部，在前正中线上、脐中下1.5寸处。

关元：位于下腹部，在前正中线上、脐下3寸处。

肩井：位于肩部，在大椎与肩峰端连线的中点处。

膏肓：位于背部，在第四胸椎棘突下旁开3寸处。

血海：位于大腿内侧，在髌底上端2寸处。

三阴交：位于小腿内侧，在足内踝尖上3寸、胫骨内侧缘后方。

〈刮拭方法〉

刮拭顺序：先采用面刮法从气海刮至关元，然后刮拭肩井和膏肓，最后自上而下从血海刮至三阴交。

刮拭力度：刮拭以重手法为主，直至出现紫色的痧痕为止。

刮拭时间：10分钟。

注意事项：如果闭经呈现血枯症状，可以加刮脾俞和章门；如果出现血滞症状，则加刮肝俞和太冲。

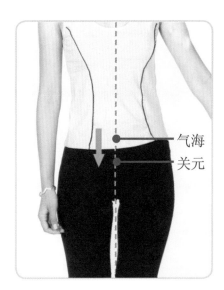

气海
关元

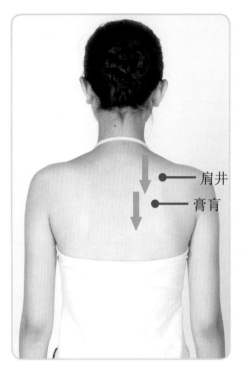
肩井
膏肓

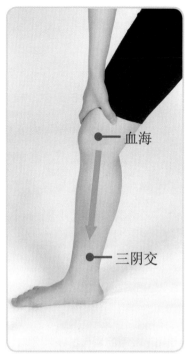
血海
三阴交

〈预防〉

　　1.注意经期卫生，同时切忌在经期和产后感受湿寒之气，应避免淋雨和接触冷水。

　　2.补充营养，调节饮食结构，多吃鸡蛋、牛奶、瘦肉、甲鱼、虾等高蛋白质食物，以及银耳、红枣和鸡肉等补气养血食物。禁食生冷、辛辣和油腻食物。

　　3.保持情绪稳定，避免过度紧张和不良刺激。

　　4.对营养不良、贫血、甲状腺功能异常等疾病及时治疗，以防诱发闭经。

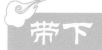

带下
——刮拭带脉、中极穴燥湿止带

带下，是一种常见的妇女病症，主要是指阴道流出的黏稠液体明显增多，且色、质、气味异常，并伴有一些身体不适症状。带下病的病因复杂，主要由一些疾病所引起，如滴虫性阴道炎、真菌性阴道炎、宫颈糜烂、子宫内膜炎和盆腔炎等。带下病的主要症状为白带增多、色黄、黏稠、气秽臭、小腹痛、阴道瘙痒等，同时伴有腰痛、面色萎黄、身热、口苦咽干、乏力、小便清长、大便溏薄等症。中医认为，本病与脏腑功能失常有关，如下阴感染湿毒虫邪，或饮食不节、劳倦过度、房事不节、年老久病、脾肾不运，皆会发为带下病。

〈刮拭要点〉

肩背部	胸腹部	下肢
脾俞 次髎	带脉 中极	阳陵泉 三阴交

⟨刮痧取穴⟩

脾俞：位于背部，在第十一胸椎棘突下左右旁开1.5寸处。

次髎：位于骶部，在髂后上棘内下方、适对第二骶后孔处。

带脉：位于侧腹部，在章门下1.8寸处，即第十一肋骨端直下平脐处。

中极：位于腹部，在脐下4寸处。

阳陵泉：位于膝盖斜下方，在腓骨小头前下方凹陷处。

三阴交：位于小腿内侧，在足内踝尖上3寸、胫骨内侧缘后方。

⟨刮拭方法⟩

刮拭顺序：先采用面刮法从脾俞刮至次髎，再刮腹部，自上而下从带脉刮至中极，最后刮拭阳陵泉和三阴交。

刮拭力度：力度中等，以出痧为度。

刮拭时间：10分钟。

注意事项：刮拭背腰部时，宜用刮板角部自上而下一次到位进行刮拭，不要停顿，直至出痧。

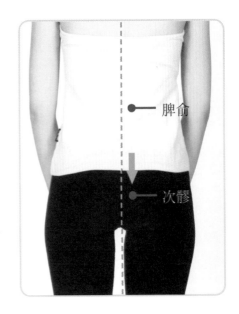

脾俞

次髎

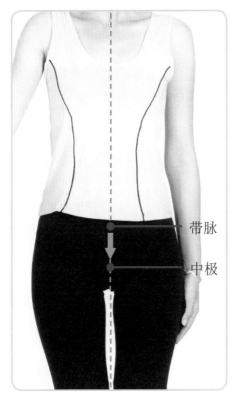

带脉

中极

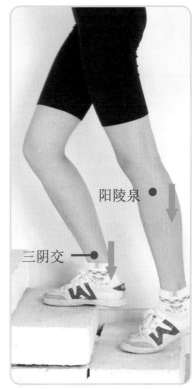

阳陵泉

三阴交

〈 预 防 〉

1.注意下腹部保暖，避免感受湿寒、风冷之邪。经期切忌游泳，以防感染病菌。

2.增强身体免疫力，勤于锻炼，如跑步、做保健操等。

3.多吃山药、莲子、白果仁、白扁豆和冬瓜子等食物，预防带下病。

4.以淋浴为主，减少泡澡次数，以防下阴感染。

乳腺增生
——刮拭肩井、天宗穴调畅气机

乳腺增生是指正常乳腺小叶生理性增生与复旧不全，乳腺正常结构出现紊乱的疾病，多发于 30~50 岁女性。此病主要是由身体的内分泌失调所致，当体内黄体素分泌减少而雌激素相对增多时，就会诱发乳腺增生。乳腺增生的主要症状有乳房胀痛或刺痛，有单个或多个乳房肿块，有时也会出现淡黄色或淡乳白色的乳头溢液。中医认为，乳腺增生由肾气不足、肝郁气滞、情志内伤所致。

〈刮拭要点〉

肩背部	胸腹部	上肢	下肢
肩井 天宗	乳根 期门	曲池	然谷

〈刮痧取穴〉

肩井：位于肩部，当大椎与肩峰端连线的中点处。

天宗：位于肩胛部，在冈下窝中央凹陷处。

乳根：位于人体的胸部，在乳头直下、乳房根部、第五肋间隙、距前正中线4寸处。

期门：位于胸部乳头正下方、第六肋间隙、前正中线旁开4寸处。

曲池：位于肘横纹外侧端、肱骨外上髁内缘凹陷处。

然谷：位于足部内侧缘、足舟骨粗隆下方赤白肉际处。

〈刮拭方法〉

刮拭顺序：先刮拭背部，自上而下从肩井刮至天宗，再从乳根刮至期门，然后刮拭曲池及前臂，最后刮拭然谷。

刮拭力度：以轻柔手法为主，出痧为度。

刮拭时间：15分钟。

注意事项：在刮拭过程中，应寻找疼痛和结节部位，对其重点刮拭。

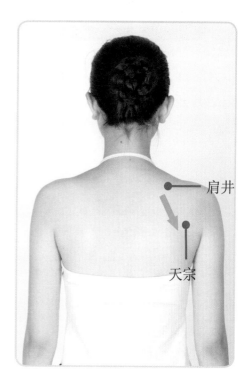

肩井

天宗

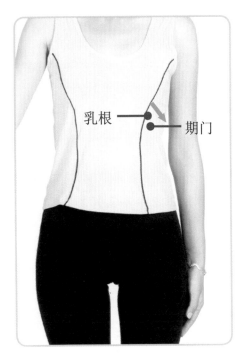

乳根 ← 期门

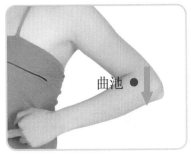

曲池 ●

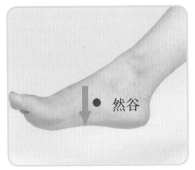

● 然谷

〈预防〉

1.少吃油炸、过甜以及辛辣刺激性食物，如姜、辣椒、韭菜、动物脂肪、麻辣烫等；多吃粗粮、核桃、黑芝麻和蘑菇等。

2.减少避孕药的使用，不要使用含雌激素的美容化妆品。此外，避免人流，坚持哺乳。

3.少量饮酒，尤其是白酒，因为白酒会增加患乳腺肿瘤的概率。

4.月经周期紊乱的女性要及时治疗，否则容易诱发乳腺增生。

更年期综合征
——刮拭厥阴俞、次髎穴安神宁气

　　更年期综合征是指妇女绝经前后出现的由于性激素波动或减少所致的自主神经系统功能紊乱和内分泌失调，进而表现在身体、精神、神经等方面的一组症候群。此病一般发生于女性四五十岁时，最长可持续 10 年之久。其主要症状为月经紊乱、潮热、尿急、乏力、盗汗、失眠、心慌、易怒、焦虑、记忆力下降和闭经等。中医认为，此病是肾气不足、阴阳平衡失调所致，年老体衰、肾气虚弱、产育、精神情志等因素，都会使阴阳失去平衡，引起脏腑功能紊乱。

〈刮拭要点〉

胸腹部	肩背部	上肢	下肢
中注 大赫	厥阴俞 次髎	内关 神门	阳陵泉 三阴交

中注：位于下腹部，在脐中下1寸、正中线两侧0.5寸处。

大赫：位于下腹部，在脐中下4寸、正中线两侧0.5寸处。

厥阴俞：位于背部，在第四胸椎棘突下旁开1.5寸处。

次髎：位于骶部，在髂后上棘内下方、适对第二骶后孔处。

内关：位于腕臂内侧、腕横纹上2寸中点处。

神门：位于腕部，在尺侧腕屈肌腱桡侧凹陷处。

阳陵泉：位于小腿外侧，在膝下1寸、腓骨小头前下方凹陷处。

三阴交：位于小腿内侧，在足内踝尖上3寸、胫骨内侧缘后方。

〈刮拭方法〉

刮拭顺序：先刮拭腹部，自上而下从中注刮至大赫，再刮拭背部厥阴俞和次髎，然后从内关刮至神门，最后刮拭阳陵泉和三阴交。

刮拭力度：以重手法为主，出痧为度。

刮拭时间：15分钟。

注意事项：刮拭过程中，对于疼痛感强烈的部位，应做重点刮拭。

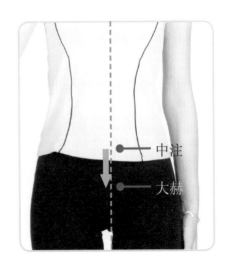

中注

大赫

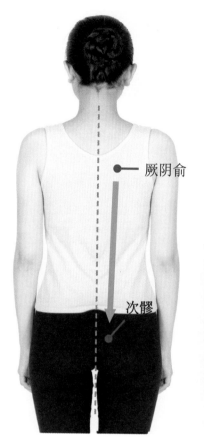

厥阴俞

次髎

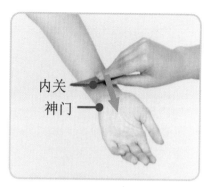

内关

神门

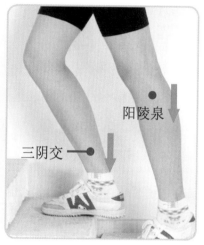

阳陵泉

三阴交

〈预防〉

1.定期体检，尤其是女性进入更年期后，应及时去医院进行检查，尽早发现病情。

2.多吃一些含钙食物，如虾和贝类；多吃富含雌激素的食物，如大豆、坚果、芹菜和豆芽等。

3.保持积极乐观的情绪，避免紧张和压抑情绪的产生。

4.少喝咖啡、酸奶等饮品，多吃水果。

慢性盆腔炎
——刮拭阿是、腰阳关穴化瘀除湿

慢性盆腔炎是临床上常见的一种妇科疾病，主要是指妇女内生殖器官、周围结缔组织及盆腔腹膜发生的炎症。此病的主要病因包括急性炎症治疗不彻底、下生殖道感染、性活动、流产等。此病治疗不及时或不彻底，将导致不孕症。其主要症状为下腹坠痛或腰骶部酸痛、劳累或性交后疼痛加重，同时伴随白带增多、月经多、精神萎靡、疲乏、失眠等症。中医认为，此病主要由经行产后、胞门未闭、风寒湿热入侵胞宫所致。

〈刮拭要点〉

肩背部	胸腹部	上肢	下肢
阿是 腰阳关	子宫 归来	外关	太溪

〈刮痧取穴〉

阿是：针对一种病症，按压时有痛感和病理反应的穴位。

腰阳关：位于背腰部，在后正中线上、第四腰椎棘突下凹陷处。

子宫：位于下腹部，在脐下4寸、旁开3寸处。

归来：位于腹中部，在脐下4寸处。

外关：人体的前臂背侧，手腕子横纹向上三指宽处，与正面内关相对。

太溪：位于足内侧，在内踝高点与脚跟骨筋腱间的凹陷处。

〈刮拭方法〉

刮拭顺序：先采用面刮法刮拭背部，重点刮拭阿是和腰阳关，再刮拭子宫和归来，然后刮拭外关及前臂，最后刮拭太溪及小腿。

刮拭力度：以重手法为主，直至出现暗红色痧痕为止。

刮拭时间：15分钟。

注意事项：如果症状严重，可以加刮一些配穴，如腰俞、脾俞、环跳、足三里和三阴交等。

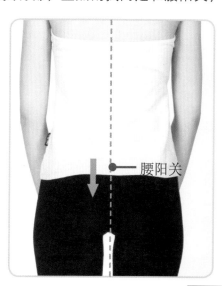

腰阳关

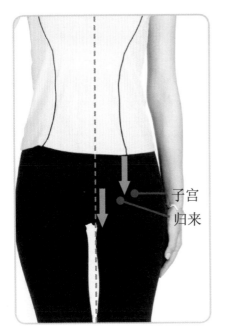

子宫
归来

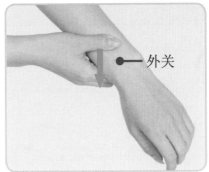

外关

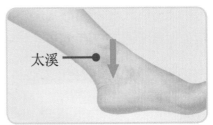

太溪

〈预防〉

1.注意个人卫生，尤其是经期、流产术后和产后的阴道卫生，需勤换洗内裤，注意保暖御寒。

2.注意饮食调护，多喝水，多吃营养丰富的食物，如鸡蛋、菠菜和豆腐等。

3.加强避孕意识，避免进行人工流产手术，以防盆腔感染细菌。

4.经期不宜过于劳累以及禁止发生性行为，最好选用优质卫生巾。

早泄

——刮拭肾俞、命门穴温补肾阳

早泄是一种常见的男性性功能障碍疾病，是指性交时间过短，即射精提早或过快，以致女性无法达到性高潮。早泄的病因主要有精神因素和器质性病变两种，精神因素是指男性对性生活过于紧张或异性交往少、性知识缺乏，或夫妻关系不融洽、长久无性交等；器质性病变是指如尿道炎、精囊炎等炎症，或手淫频繁等造成的生殖器病变。早泄的主要症状为阴茎进入阴道前或接触阴道后立即射精。中医认为，早泄是由阴虚火旺、肾精过耗、肝经湿热、肾气不固导致肾阴阳俱虚所致。

〈刮拭要点〉

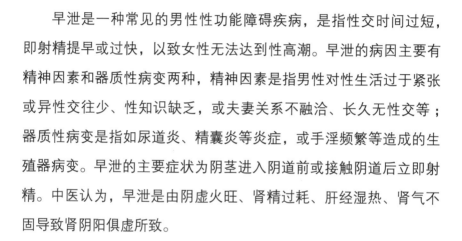

肩背部	胸腹部	下肢
命门 肾俞	关元 中极	太溪 三阴交

‹刮痧取穴›

命门：位于腰背部，在后正中线上、第二腰椎棘突下凹陷处。

肾俞：位于腰背部，在第二腰椎棘突下左右旁开1.5寸处。

关元：位于下腹部，在前正中线上、脐下3寸处。

中极：位于腹部，在脐下4寸处。

太溪：位于足内侧，在内踝高点与脚跟骨筋腱间的凹陷处。

三阴交：位于小腿内侧，在当足内踝尖上3寸、胫骨内侧缘后方。

‹刮拭方法›

刮拭顺序：先用面刮法自上而下刮拭背部，从命门刮至肾俞，再采用同样方法从关元刮至中极，然后重刮三阴交，最后刮太溪。

刮拭力度：以重刮为主，直至出现紫色痧斑或患者感觉疼痛为止。

刮拭时间：15分钟。

注意事项：刮痧结束后，宜用毛毯等盖住裸露的皮肤，喝杯热水，以便于身体排毒。

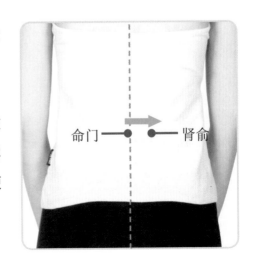

命门 ——　　—— 肾俞

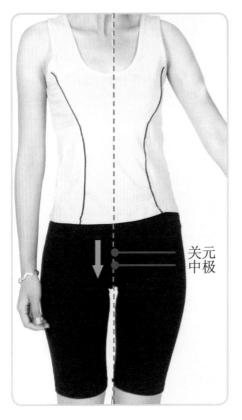

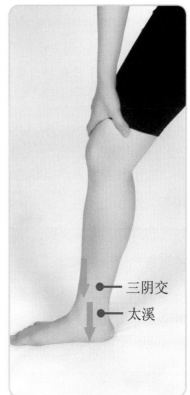

关元
中极

三阴交
太溪

〈预防〉

1. 在身心疲劳的状态下，不宜进行性交。

2. 女性应对患有早泄的男性予以关心和鼓励，消除其心理负担及恐惧。

3. 节制房事，不要过度；切忌手淫或自慰。

4. 早泄患者不要滥服壮阳药，多吃牡蛎、核桃、甲鱼、文蛤、猪腰等补肾固精食物，少食羊肉、狗肉、牛羊鞭等食物。

前列腺炎
——刮拭至阳、命门穴滋阴补肾

前列腺炎多见于青年男性，是指前列腺因多种原因而引起感染所致的急慢性炎症。主要由病原体感染引起，如大肠埃希菌、变形杆菌和肺炎克雷白菌等，此外，排尿功能障碍、精神压抑、嗜烟酒、不适当性活动、久坐、受凉等均会诱发此病。其主要症状有腹股沟区和生殖器疼痛、排尿疼痛且有烧灼感，且伴随尿急、尿频、血尿等症。中医认为，前列腺炎主要由相火妄动、精室空虚、房事不洁等使湿热毒邪侵入精室所致。

〈刮拭要点〉

肩背部	胸腹部	上肢	下肢
至阳 命门	中极	内关	曲泉

至阳：位于背部，在后正中线上第七胸椎棘突下凹陷处。

命门：位于腰背部，在后正中线上第二腰椎棘突下凹陷处。

中极：位于腹部，在脐下4寸处。

内关：位于腕臂内侧，在腕横纹上2寸中点处。

曲泉：位于膝内侧横纹头上方凹陷处。

〈刮拭方法〉

刮拭顺序：先用面刮法刮拭背部，自上而下从至阳刮至命门，再采用同样方法沿任脉刮拭腹部，重点刮拭中极，然后刮拭内关及前臂，最后刮拭曲泉及小腿。

刮拭力度：力度适中，以形成青紫色痧斑为度。

刮拭时间：15分钟。

注意事项：刮痧结束1天之内，切忌用冷水洗脸、洗脚或沐浴。

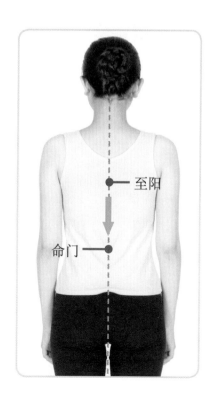

至阳

命门

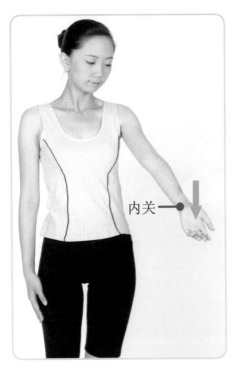
内关

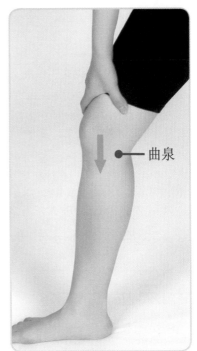
曲泉

〈预防〉

1.注意饮食,少食肥甘、辛辣食物,多食狗肉、冬瓜、枸杞子、南瓜、胡萝卜、西红柿等补肾助阳的食物。

2.及时排尿,不要憋尿,以防尿液反流进入前列腺,不要坐凉凳子和洗冷水澡。

3.保持前列腺部位的清洁,尤其是阴囊部位和包皮内部,以防细菌感染。

4.不宜久坐或长时间骑车,此外,节制性生活,少用壮阳药物。

前列腺增生
——刮拭阴陵泉、太溪穴调理脾肾

前列腺增生旧称前列腺肥大，是老年男性常见疾病之一，主要是指前列腺的逐渐增大对尿道及膀胱出口产生压迫作用，由此造成排尿不畅等症状。前列腺增生病因复杂，主要由慢性炎症、性激素、饮食及盆腔充血等所引起。其主要症状为尿频、尿急、尿滴沥、夜尿增多、排尿困难，此外，由于尿液积存过多，又会诱发泌尿系统感染、膀胱结石和血尿等并发症。中医认为，前列腺疾病属"淋病""癃闭"等范畴，其中前列腺增生属于虚证，病因分先天和后天两种，即主要由肾精亏盈、气化失司等使瘀血败精蕴结前列腺所致。

〈刮拭要点〉

肩背部	胸腹部	下肢
腰阳关 腰俞	气海 曲骨	阴陵泉 太溪

〈刮痧取穴〉

腰阳关：位于腰部，在后正中线上、第四腰椎棘突下凹陷处。

腰俞：位于腰部，在后正中线上、骶管裂孔处。

气海：位于下腹部，在前正中线上、脐中下1.5寸处。

曲骨：位于下腹部，在耻骨联合上缘上方凹陷处。

阴陵泉：位于小腿内侧，在膝下胫骨内侧凹陷中。

太溪：位于足内侧，在内踝高点与脚跟骨筋腱间的凹陷处。

〈刮拭方法〉

刮拭顺序：先沿后正中线，从腰阳关刮至腰俞，再自上而下从气海刮至曲骨，然后刮拭阴陵泉，最后刮拭太溪。

刮拭力度：以重手法为主，直至形成紫色痧斑。

刮拭时间：15分钟。

注意事项：病症严重者，刮痧之后可以配合拔罐治疗，这样对于治疗前列腺疾病效果显著。

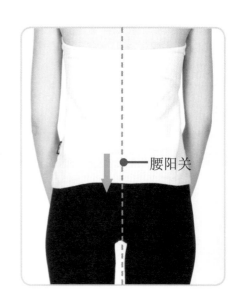

腰阳关

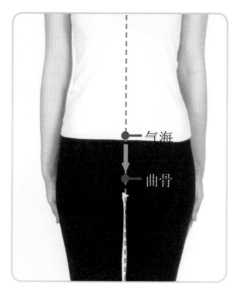

气海

曲骨

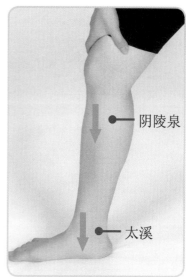

阴陵泉

太溪

1.注意天气变化，避免受寒，尤其是前列腺患者一定要预防感冒和上呼吸道感染等。

2.注意饮食，多吃清淡、易消化食物，少吃辛辣、刺激性食物。此外，患者一定要戒酒，饮酒会造成前列腺充血水肿而诱发尿潴留。

3.白天多喝水，晚上少喝水，以免产生脱水或睡后膀胱充盈等症。

4.避免憋尿，同时保持情绪愉悦，避免忧思恼怒以及过度疲劳。

5.谨慎用药，有些药物用量过大会使排尿困难症状加重，如阿托品和颠茄片等。

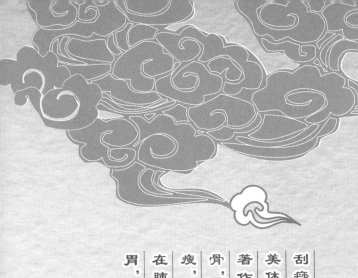

第八章 美容美体 刮痧法

刮痧疗法不仅能够治愈和缓解各类疾病，在美容美体方面也具有显著功效。我国最早的中医理论著作《黄帝内经》就曾记载："肝主筋，肾主骨，脾主肉，心主脉，肺主皮毛。"身体的肥瘦，本源在肝脾；面部色斑、皱纹的出现，本源在肺。通过刮痧，疏通肝气、补足肾气、调理脾胃，就能重见娇嫩容颜和重塑完美身材。

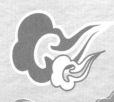

肥胖
——刮拭膻中、中脘穴健康瘦身

　　肥胖是指体重明显超重及脂肪层过厚的一种状态，一般把体重超过正常标准的 20% 定为肥胖。引起肥胖的病因包括遗传、饮食、心理和社会环境等，此外，不经常运动、嗜睡、孕产等也会引发肥胖。肥胖者伴随症状包括出汗多、容易饥饿、心慌、气短、嗜睡、不能平卧、下肢轻度水肿等。中医认为，肥胖主要由先天禀赋、个体差异、久坐少动、过食肥甘使肝气郁结、气血凝滞所致。

〈刮拭要点〉

肩背部	胸腹部	下肢
肾俞 膀胱经	膻中 中脘	丰隆 三阴交

肾俞：位于人体腰部，在第二腰椎棘突下左右旁开1.5寸处。

膻中：位于人体胸部，在两乳头连线的中点处。

中脘：位于腹部，在脐上4寸的前正中线上。

丰隆：位于小腿前外侧，在外踝尖上8寸处。

三阴交：位于小腿内侧，在足内踝尖上3寸、胫骨内侧缘后方。

〈刮拭方法〉

刮拭顺序：先刮背部肾俞，再自上而下刮拭胸部，从膻中刮至中脘，最后刮拭三阴交和丰隆。

刮拭力度：腹部和背部以轻柔手法为主，下肢需重刮，直至出痧。

刮拭时间：15分钟。

注意事项：此病刮痧部位都需涂抹刮痧油，其中主要穴位应反复刮拭。

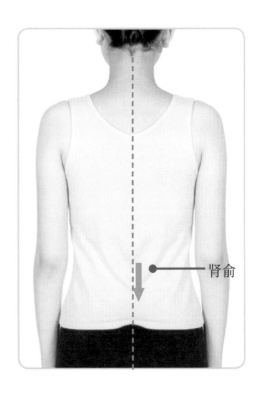

肾俞

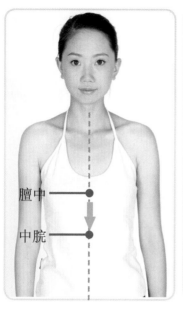
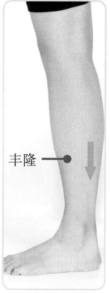
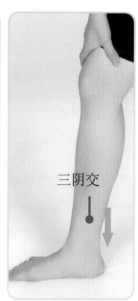

膻中
中脘
丰隆
三阴交

〈预防〉

1. 平衡饮食，戒除挑食的不良习惯；重视荤素搭配，肉类应适当少吃。

2. 建立规律的饮食习惯，一日三餐定时定量，其中讲究早餐吃好、午餐吃饱、晚餐吃少。

3. 少吃高热量、高脂肪、油炸和甜食等食物，多吃蔬菜和水果。

4. 细嚼慢咽，不宜吃得过饱，最佳为七八分饱。

5. 少吃零食，且睡前避免进食，最好在晚饭后散步，以促进食物消化。

痤疮
——刮拭合谷、曲池穴凉血活血

痤疮俗称青春痘，多见于青春期男女，是一种皮肤科常见疾病，主要是指毛囊性皮脂腺单位的慢性炎性病变。此病主要由雄激素、皮脂腺大量分泌、毛囊皮脂腺管的过度角化、痤疮丙酸杆菌增殖和炎症等引起。痤疮症状为在面颊、额部和鼻唇沟等部位生有粉刺、丘疹、脓疱和囊肿，同时伴有轻微疼痛。中医把痤疮称为"粉刺"，认为发病是由肝气郁结、脾胃湿热、肺经风热、肝肾阴虚所致。

〈刮拭要点〉

肩背部	上肢	下肢
肺俞 肾俞	曲池 合谷	委中 内庭

⟨刮痧取穴⟩

肺俞：位于背部，在第三胸椎棘突下左右旁开1.5寸处。

肾俞：位于腰部，在第二腰椎棘突下左右旁开1.5寸处。

曲池：位于肘横纹外侧端，在肱骨外上髁内缘凹陷处。

合谷：位于人体手背，在大拇指和食指的虎口处。

委中：位于膝后，在腘窝正中处。

内庭：位于足背，在第二、三趾缝间的凹陷处。

⟨刮拭方法⟩

刮拭顺序：先用面刮法刮拭背部，从肺俞刮至肾俞，然后刮拭曲池和合谷，最后刮拭委中和内庭。

刮拭力度：以重手法为主，出现紫色痧斑为度。

刮拭时间：15分钟。

注意事项：刮拭四肢部位时，讲究由上至下一次刮完，中间不宜停顿。

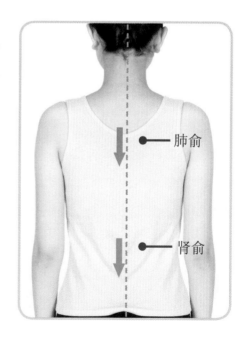

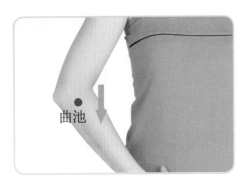

曲池

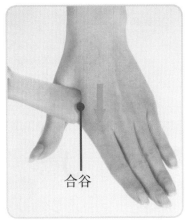

合谷

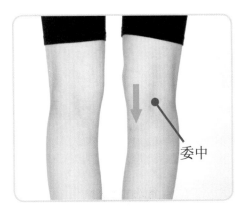

委中

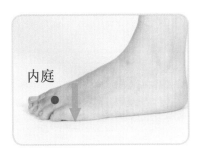

内庭

〈预防〉

1.勤于清洁面部,多用热水或硫黄香皂洗脸,同时减少油脂类化妆品的使用。

2.饮食以清淡为主,多吃蔬菜和水果,但含糖量较高的水果不宜多吃,如荔枝、橘子和榴梿等,同时少吃高脂肪和辛辣刺激性食物。

3.不宜用手挤压痤疮,以防形成瘢痕和造成感染。

4.保持心情愉悦和身心放松,避免劳累和负担过大而引起内分泌紊乱,诱发痤疮。

斑秃

——刮拭肺俞、肝俞穴补脾益气

斑秃是指头发在较短的时间内，不明原因地大量脱落，以致形成大小不等的脱发斑。此病多由神经精神因素所引起，如长期被焦急、忧虑、紧张和心慌等情绪所控制，就容易诱发斑秃。斑秃的临床症状是出现圆形、椭圆形的脱发，伴随局部皮肤瘙痒、灼热及头晕、口干等症。中医认为，斑秃与肝肾亏损、郁思恼怒、内伤于肝、气机阻滞等有关，当外伤、久病及情志忧郁时，就会致瘀血而阻滞血络，使发失其濡养，故而突发斑秃。

〈刮拭要点〉

肩背部	上肢	下肢
肺俞 肝俞	外关 合谷	血海 太冲

肺俞：位于背部，在第三胸椎棘突下左右旁开1.5寸处。

肝俞：位于背部，在第九胸椎棘突下左右旁开1.5寸处。

外关：位于前臂，在阳池与肘尖的连线上、腕背横纹上2寸处。

合谷：位于人体手背，在大拇指和食指的虎口处。

血海：位于大腿内侧，髌底上端2寸处。

太冲：位于足背，在第一、二跖骨结合部之前凹陷处。

〈刮拭方法〉

刮拭顺序：先采用面刮法刮拭背部，从肺俞刮至肝俞，再自上而下刮拭外关及前臂，然后用垂直按揉法刮拭合谷，最后刮拭血海和太冲。

刮拭力度：以重手法为主，出痧为度。

刮拭时间：15分钟。

注意事项：背部刮拭力道宜轻柔，以出痧为度。而四肢刮拭以重刮为主。

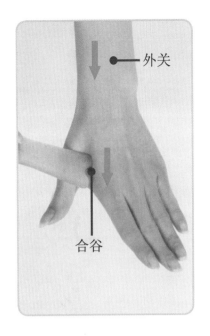

外关

合谷

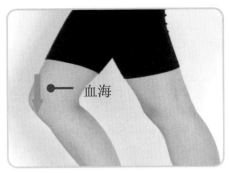

血海

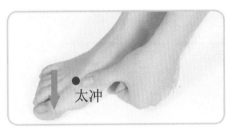

太冲

〈预防〉

1.少食油腻、油炸、辛辣、高糖和高脂肪的食物，如葱、蒜、韭菜、辣椒、肝类、肉类等，多食鸡蛋、猪肉、沙丁鱼、海带、黑芝麻等。

2.不宜选用尼龙梳子,此类梳子易产生静电,会刺激头皮。最好选用黄杨木梳和猪鬃头刷,以促进血液循环。

3.洗发切忌一天一次，最佳为两天一次，同时洗发时可适当按摩头部,以促进头皮的血液循环。

4.注意洗发水的选用，不宜选用脱脂性强或呈碱性的洗发水。

面部色斑

——刮拭大椎、肺俞穴淡化色素

面部色斑是一种常见的色素沉着性皮肤病，主要指面部出现淡褐色或褐色斑。此病多见于中年女性，主要病因包括内分泌失调、不良的生活习惯、衰老、神经紧张、皮肤护理不当、饮食不合理及环境因素等。其主要症状有两颊、额部、鼻、唇等部位生有褐色片状色素沉着，斑的形状不规则，日光照射时症状加重；同时伴有情志抑郁、易怒、口干苦和便秘等症。中医认为，此病属于"肝斑""黧黑斑"范畴，主要由肝郁气滞、肝肾不足所致。

〈刮拭要点〉

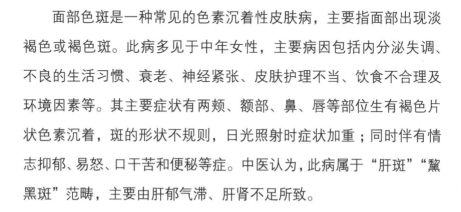

头部	肩背部	背腰部	下肢
承浆 迎香	大椎 肺俞	肾俞 膀胱经	阳陵泉 太冲

〈刮痧取穴〉

承浆：位于面部唇下，在颏唇沟的正中凹陷处。

迎香：位于面部鼻唇沟中，在鼻翼旁开0.5寸处。

大椎：位于颈部下端，在后正中线的第七颈椎棘突下凹陷处。

肺俞：位于背部，在第三胸椎棘突下左右旁开1.5寸处。

肾俞：位于腰部，在第二腰椎棘突下左右旁开1.5寸处。

阳陵泉：位于膝盖斜下方，在腓骨小头前下方凹陷处。

太冲：位于足背，在第一、二跖骨结合部之前凹陷处。

〈刮拭方法〉

刮拭顺序：先刮拭面部，重点刮拭承浆和迎香，再自上而下刮拭大椎至肺俞，然后再从肺俞刮至肾俞，最后刮拭阳陵泉和太冲。

刮拭力度：主要以重手法为主，形成暗红色、紫色痧斑为度。

刮拭时间：10分钟。

注意事项：刮拭面部时，手法应轻柔、缓慢，避免刮出痧斑，影响美观。

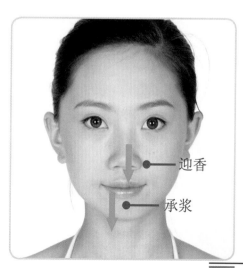

迎香

承浆

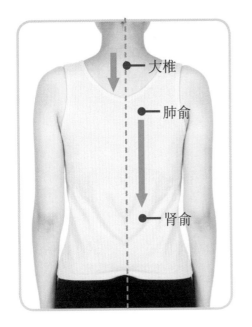

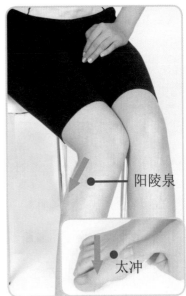

1. 调节饮食结构，多吃富含维生素C的蔬菜和水果，如西红柿、藕、苹果和柑橘等，少食辛辣、刺激性食物，如咖啡、桂皮和花椒等。

2. 避免在烈日下暴晒，外出时最好涂抹防晒霜或打伞、戴遮阳帽等。

3. 不宜乱用化妆品，应选用合格产品，禁用不明来历的化妆品。

4. 少量服用避孕药、降压药、非甾体抗炎药和一些抗生素等。

5. 调整作息，避免熬夜和过于劳累。

皱纹
——刮拭印堂、神庭穴防皱去皱

皱纹是皮肤老化的一种征兆，主要是皮肤受到外界环境或机体内部因素影响，形成游离自由基，破坏正常细胞膜组织内的胶原蛋白和活性物质，最终形成皱纹。皱纹的产生与多种因素密切相关，如体内及皮肤水分不足、情绪过度紧张、睡眠不足、过度暴晒、化妆品使用不当、酗酒吸烟、慢性消耗性疾病、营养不良、代谢障碍、内分泌功能异常等。皱纹的出现呈现一定的顺序性，从前额和眼部开始，最终扩展到耳口和颈颏部位，同时伴随皮肤变薄、松弛、干燥等。中医认为，皱纹的出现与机体衰老、脾胃虚弱、脏腑虚衰、气血失调、饮食失宜、情志不畅、劳逸损伤有关。

〈刮拭要点〉

面部	头部	肩背部
印堂 瞳子髎	神庭 百会	脾俞 胃俞

〈刮痧取穴〉

印堂：位于前额部，在两眉头连线中点，即与前正中线交叉处。

瞳子髎：位于面部，在眼睛外侧1厘米处。

神庭：位于头部，在前发际正中直上0.5寸处。

百会：位于头部，在前发际正中直上5寸处。

脾俞：位于背部，在第十一胸椎棘突下左右旁开1.5寸处。

胃俞：位于背部，在第十二胸椎棘突下左右旁开1.5寸处。

〈刮拭方法〉

刮拭顺序：先用平面按揉法刮拭印堂和瞳子髎，然后用厉刮法刮拭神庭至百会，最后采用面刮法从脾俞刮至胃俞。

刮拭力度：以轻柔手法为主，缓慢、均匀地刮拭面部穴位，避免形成痧斑。

刮拭时间：15分钟。

注意事项：刮痧过程中，可以配合按摩疗法，对主要穴位进行重点按摩，对于消除皱纹效果显著。

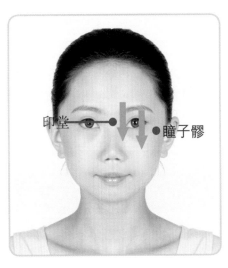

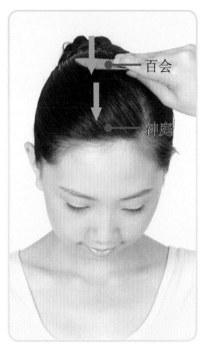
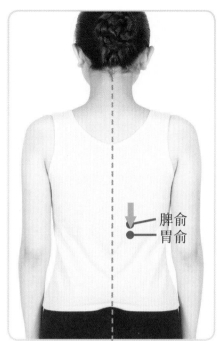

百会

神庭

脾俞
胃俞

〈预防〉

1.注意饮食调养，多吃富含胶原蛋白的食物，如猪蹄、鸡皮和鱼汤等，以此增加肌肤弹性。

2.注重面部肌肤护理，挑选适合肤质的洗面奶和润肤露。此外，晚上也应适当在眼部涂抹精华液和眼霜等抗皱护肤品。

3.减少化妆次数，卸妆时要做到细微和全面，选用柔和无刺激性的卸妆水。

酒糟鼻
——刮拭神堂、迎香穴活血化瘀

　　酒糟鼻又称玫瑰痤疮，多见于中年人，是指发于鼻子附近的一种慢性炎症性疾病。酒糟鼻病因主要有局部血管舒缩神经失调、毛囊虫感染、过食辛辣、酗酒吸烟、护肤品使用不当、情绪紧张、内分泌功能障碍等。其主要症状为皮肤潮红、鼻部发痒透亮，且伴有灼热和疼痛感，严重时鼻翼等部位会出现丘疹和脓疱。中医认为，此病与风热犯肺、脾胃积热、血脉瘀滞等有关，心主一身之血脉，鼻为宗脉之合聚，酒糟鼻多因血脉瘀滞而致病。

〈刮拭要点〉

头部	肩背部	上肢	下肢
素髎 迎香	神堂 命门	支沟 合谷	血海

〈刮痧取穴〉

素髎：位于面部，当鼻尖的正中央。

迎香：位于面部鼻唇沟中，在鼻翼旁约1厘米皱纹中。

神堂：位于背部，在第五胸椎棘突下旁开3寸处。

命门：位于腰背部，在后正中线上第二腰椎棘突下凹陷处。

支沟：位于手臂，在手背腕横纹上3寸处。

合谷：位于手背，在大拇指和食指的虎口处。

血海：位于大腿内侧，在髌底上端2寸处。

〈刮拭方法〉

刮拭顺序：先用平面按揉法刮拭素髎和迎香，再刮拭神堂至命门，然后刮拭支沟和合谷，最后刮拭血海及小腿。

刮拭力度：面部手法轻柔，背部和四肢以重手法为主。

刮拭时间：15分钟。

注意事项：对于酒糟鼻已出现化脓症状的患者，不宜再对面部进行刮痧，可以针对其余部位进行刮拭。

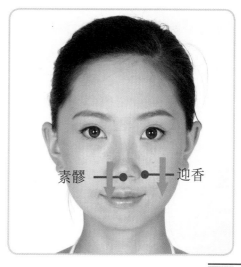

素髎 —— 迎香

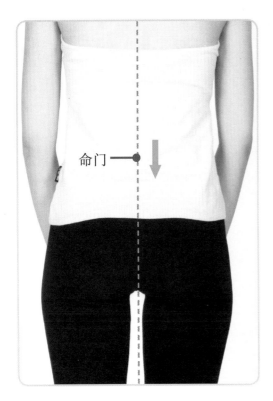

命门

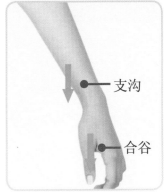

支沟

合谷

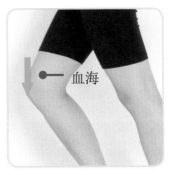

血海

〈 预 防 〉

　　1.注意面部清洁，洗脸应使用洗面奶全面清洗，干性皮肤禁用肥皂洗脸，以防加重皮肤干裂，引起酒糟鼻。

　　2.注意皮肤保养，选用优质的护肤品并坚持使用，尤其是寒冷季节，应做好皮肤的保湿护理，避免皮肤出现皲裂。

　　3.戒除烟酒，少喝咖啡，少吃辛辣刺激性食物。

　　4.勤修指甲，不宜太长，以防指甲存有污物，致使皮肤感染。